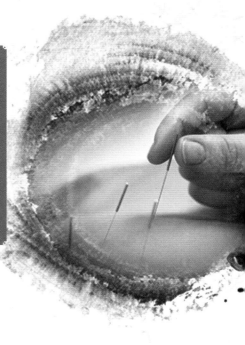

功能单元针灸特效疗法精要

慈方中医特效真传书系

贾海忠 著

U0308417

中国中医药出版社
·北京·

图书在版编目（CIP）数据

功能单元针灸特效疗法精要 / 贾海忠著 . —北京：
中国中医药出版社，2020.10
（慈方中医特效真传书系）
ISBN 978-7-5132-6279-8

Ⅰ . ①功… Ⅱ . ①贾… Ⅲ . ①针灸疗法 Ⅳ .
① R245

中国版本图书馆 CIP 数据核字（2020）第 110948 号

中国中医药出版社出版

北京经济技术开发区科创十三街 31 号院二区 8 号楼
邮政编码　100176
传真　010-64405750
河北省武强县画业有限责任公司印刷
各地新华书店经销

开本 710×1000　1/16　印张 12.5　字数 176 千字
2020 年 10 月第 1 版　2020 年 10 月第 1 次印刷
书号　ISBN 978 - 7 - 5132 - 6279 - 8

定价　90.00 元
网址　www.cptcm.com

社 长 热 线　010-64405720
购 书 热 线　010-89535836
维 权 打 假　010-64405753

微信服务号　**zgzyycbs**
微商城网址　**https://kdt.im/LIdUGr**
官 方 微 博　**http://e.weibo.com/cptcm**
天猫旗舰店网址　**https://zgzyycbs.tmall.com**

如有印装质量问题请与本社出版部联系（010-64405510）

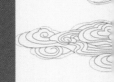

徐序

　　中西医结合一直是我关注的学术研究领域，我也为此付出了长期的学习和思考。自从毛泽东主席提出中西医结合的办医方针以来，中西医结合一直被医学界热烈探讨，特别是中医界。甚至，有人对于中医与西医是否能结合提出否定意见，并常常借此批评中西医结合将中医的发展带入歧途。

　　中医和西医是基于两个不同的思维而建立起来的医学体系。中医是古代科学的集大成之学，有其先天的早熟性。同时由于中医传承方式的封闭性，造成中医创世先贤的智慧以递减的趋势传承到现在。西医是随着文艺复兴和现代科学技术进步而发展起来的医学，主要是基于人体解剖和物质细分以及物质之间的化学反应而建立起来的。这自然决定了西医认识人的生命和疾病的局限性，这种局限性肯定会严重制约西医诊治复杂疾病的能力。

　　从中医和西医的特征看，两种医学体系有其天然的互补性，这就不难理解为什么毛泽东主席提出中西医结合。然而，在现实的医学实践中，中西医结合非常艰难且备受争议。这里犯了一个基本的战术错误，就是原本需要两个医学体系的高手长期互相探讨、研究和实践才能实现的医学融合，却通过广大的基层医生去实践，自然是成效甚微和争议不断。纵观学术的发展史，任何交叉学科的产生无不是两个学科的高手互学互鉴而产生的，更不要说两个如此复杂的医学体系交叉！

　　今天，我很荣幸读到贾海忠教授关于中西医结合的专著，该书是他经过 38 年不断地理论探研、全科医疗实践求证，矢志不移，不懈努力而写成的融合医学著作。在书中，他创造性地提出了贯穿融合医学体系的观念思想：以全方位动态审视病人的物质世界和精神世界；以病人"真实"的生命物质变化为基础；以"一"的整体观为认识起点；以阴阳之"二"为认识工具；以"一分为三"为认识和实践的基本准则；以"一分为多"为认识和实践的深化细化准则，将中医、西医的宏观－中观－微观三者有机融合，以期解决人类疾病。

　　贾海忠教授是位熟练掌握中西医知识和临床技术的专家，38 年的临床实践和矢志不移的探索使他成为熟练掌握这两个医学体系的高手，所以他能在中西医结合这条艰难曲折的道路上走出一条属于自己的成功之路。他在此书中提出的各种观点和治病方法，我由于不是临床专家，在此不做详细评述，我留给此书的读者，特别是中西医结合专家，去思考和探讨，甚至批判和改进。在此我只对贾教授这种矢志探索中西医结合而建立崭新融合医学的精神而大声喝彩！如果我们的医学专家都能拿出贾教授这样的高度和广度来探索中西医结合之路，我们的国家一定会在不远的将来为世界贡献出一个崭新的医学，来解决全人类所面临的疾病。

北京中医药大学　徐安龙

戊戌年仲夏

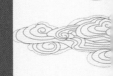
中西医学产生于不同的历史、文化、哲学实践背景，但医学的目的都是治病救人。生命科学是一深奥复杂的系统，虽然人类对此的探索从未终止，但我们的认知仍然是有限的，从不同的医学体系、多层面、多视角地学习、观察和实践，并逐步取长补短，有机融合，总是有益的。尤其长期扎根临床，亲临一线，有中、西两套医学体系的学习、思考和实践背景更难能可贵。贾海忠大夫三十多年的艰苦探索，特别是在现代化大型综合医院（中日友好医院）二十余年的学习实践，积累总结，厚积薄发，著成这套"慈方中医特效真传书系"。在这套书系中体现了其深刻的睿智、颠覆性的融合思维以及倾囊相授的博大胸怀。

先辈章次公大师约在一百年前已经提出"欲求融合，必先求我之卓然自立"。恩师朱良春强调"中医之生命在于学术，学术之根源本于临床，临床水平之高低在于疗效，所以临床疗效是迄今为止一切医学的核心问题，也是中医强大生命力之所在"，告诫我们临床疗效是中医安身立命之本，也是继承创新之源泉。

"医以德为本，验从善中来"，"慈方中医特效真传书系"将以慈悲为怀，不忘初心，"发皇古义，融会新知"，造福社会，为中西医融会增光添彩。

史载祥

戊戌初秋

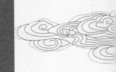

　　我从 1980 年步入医学领域后，就看到了中西医学知识、临床疗效的纷繁差异，遂立志要将中西医有机地融合在一起。

　　经过在河北中医学院、北京中医药大学及临床中刻苦学习中西医学知识，并经此后在中日友好医院等机构三十余年一线临床实践后我发现：中西医融合是历史的必然，从观点观念、医学思想、医学理论、诊断手段、防治技术各个方面，中西医都各有所长，完全可以融合在一起。

　　经过 38 年不断地理论探研、全科医疗实践求证，矢志不移，不懈努力，不但精研中西医学知识、观察中西医学各自的疗效差异原因，还广泛涉猎各种哲学思想，向同行们学习请教，我已初步创立了能够集优秀医学成就于一体的崭新的融合医学体系。

　　（一）融合医学体系贯穿的主要观念思想

　　1. 观点：全方位动态审视物质世界、精神世界。

　　2. 以"真实"为基：①世间一切都是有条件地存在；②世间一切都是发展变化的；③一切变化都遵循因果规律；④客观世界具有时空无限性；⑤客观世界遵循质量守恒定律；⑥一切本质的变化都会通过现象表现出来；⑦客观世界可以被我们有条件地认知；⑧客观世界称为"真实"，符合客观世界的人类认知称为"真理"；⑨作为客观世界的元素，人可以有条件改变客观世界；⑩遵循客观规律才会知行无碍。

　　3. 以"一"为认识起点：即"整体观念"是融合医学体系的认识起点。

4. 以"二"为认识工具：中医的"阴阳学说"是最为具体的"一分为二"认识法，具有很强的实用性，沿用它可以保留中医最为合理的理论内核。

5. 以"三"为认识和实践的基本准则："一分为三"法是"一分为二"法的深化，更加切合实际，非常利于指导具体实践。例如上中下、寒平热、湿平燥、低平高、三阴、三阳等，避免了"非此即彼""非此病即彼病"的不切实际的对立思维。

6. 以"多"为认识和实践的深化细化准则："一分为多"法比"一分为三"法更加细化，更易把握事情的特点，更加有利于在整体观念下准确把握疾病细微特征，寻找"四两拨千斤"的解决方法，从而使中医五行学说及其运用成就得到传承，西医的各种细分理论也能得到很好地应用，各种优秀成果都能融会贯通。

7. 以"大容小"为指导思想妥善处理中西医理论的关系：在认识宏观、中观、微观的健康与疾病方面，中西医均有一定的认识；但在概念上，中医概念的内涵大、西医概念的内涵小。以中医概念为统领，以西医概念为补充，可以处理好中西医的理论融合。

8. 以"宜而优"为原则确立各种现有中西医理论和实践方法的取舍次第：所谓"宜"就是适合解决实际问题，所谓"优"就是效果好。

9. 以"简而优"为原则确立中西医治疗方法的取舍次第：所谓"简"就是操作简便，所谓"优"就是效果好。在融合医学体系内，不选择"繁而劣"的诊治技术。在没有"简而优"的诊治方法时，"繁而优"也可作为选择。一切以解决问题、保护健康为指归。

10. 传承创新，取长补短，走向完善：中医、西医均详于宏观－中观－微观，但传统中医重点关注整体内部的气化关系（气化医学），西医重点关注整体内部的形态关系（形体医学），而中医里"形与神俱"的心身医学，则重点关注整体内部的神形关系。"形态＋气化＋精神"的完美结合才能解决人类的大多数疾病。

（二）根据指导思想，融合医学体系取得的成就

1. 将"阴阳－气化－物质代谢"有机地统一在一起。

2. 将"阴阳－解剖形态"有机地统一在一起。

3. 将"五行－生长化收藏－变动发生规律"有机地统一在一起。

4. 将"形－气－神－藏象"有机地统一在一起。

5. 将"风（寒、热、燥、湿）、暑（湿热）、七情、外伤、劳逸、微生物、理化病因、社会病因等"有机地统一在一起。

6. 将"化学药、草药、动物药、矿物药辨证应用和现代药理"有机地统一在一起。

7. 将"望闻问切和实验室检查"有机地统一在一起。

8. 将"保健养生的理论和实践"有机地统一在一起。

在以上系列成就的基础上，吸取广大医家的临床经验，通过全科医学临床实践验证，计划先期从如下方面全面奉献我们的实践经验：

1.《纬脉针灸特效疗法精要（疼痛篇）》

2.《纬脉针灸特效疗法精要（非疼痛篇）》

3.《经脉、极联针灸特效疗法精要》

4.《功能单元针灸特效疗法精要》

此外，还将总结并推出循环系统、神经系统、血液系统、呼吸系统、消化系统、泌尿系统、生殖系统、皮肤系统、运动系统、结缔组织系统、视听系统以及精神系统等疾病的诊治真传，并着力思考总结融合医学体系的基础学科。

致谢

感恩父母把我生在这个特殊的历史年代，能够在中西医学剧烈冲突与融合的时代从医。

感恩创立并完善辩证唯物主义、道教、佛教的古圣先贤，是他们的思想让我站在了恰当的高度，看透医学纷争的真相，为融合医学的完善找到了解决方案。

感恩我的恩师李少波教授、史载祥教授、薛伯寿国医大师、鲁兆麟教

授及所有在不同时期给予我教导的老师，感恩所有给我成长成熟提供帮助的患者和朋友。

感谢北京中医药大学校长徐安龙教授和恩师史载祥教授为本丛书作序，感谢中国中医药出版社原社长王国辰、现任社长范吉平、策划编辑刘观涛和各位编辑朋友，感谢为本书出版付出心血的弟子们。

感谢爱妻张新兰几十年如一日地陪伴支持，感谢爱子贾岱琳传承发扬融合医学事业。

俗话说"愚者千虑必有一得"，书中所述皆作者"千虑之一得"，定有不妥，还望同道不吝赐教，以资采纳后再版分享给读者。

贾海忠

2018 年 7 月

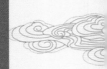

CONTENTS 目录

各　论

3

总　论

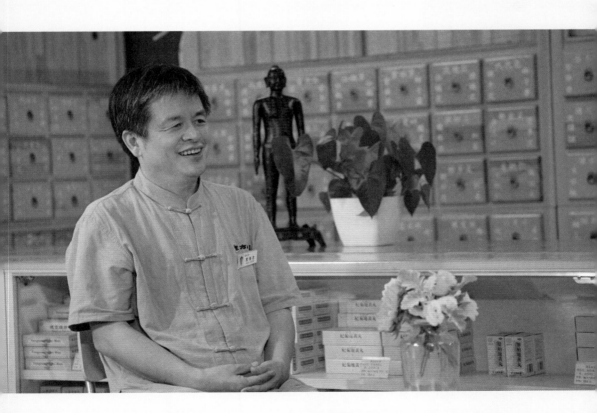

第一章

功能单元疗法概述

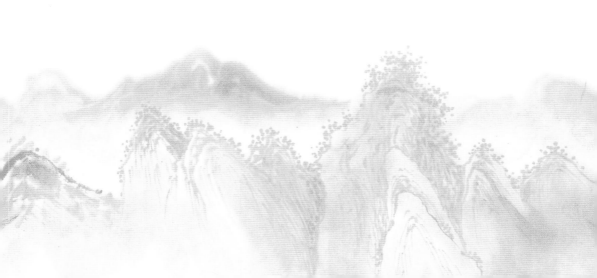

今天我要给大家讲的是我们慈方针灸体系的功能单元理论。功能单元理论和我们前面的内容是互相补充的，也是我们四期针灸培训内容的最后一期，经脉、纬脉理论已经讲完了，经脉、纬脉之间还有一些功能单元的内容，今天讲如何把这些内容掌握并运用于临床。

第一节　功能单元概念

我们首先要讲一下"功能单元"的概念。这个概念是怎么提出来的？它的理论基础实际上我们中医本来就有，道教讲"道生一，一生二，二生三，三生万物"，也就是说整个自然界就是"一"，是一个功能单元。再细分，每一个事物也是一个功能单元。我们人体有多少个功能单元？如果从结构上来讲，一个细胞就是一个功能单元。一个组织、一个器官、一个系统也都是一个单元。所以，功能单元看上去是一个学术的概念，但实际上又是一种思想。它不仅仅是医学里面的一个术语，也是一种思想。这种思想是基于中国的传统哲学思想、中医思想而产生的。更何况，一个人本来就是一个细胞变来的，一个受精卵变成了一个人，所以整个人就是一个功能单元。正因为这样，我们老祖宗总结出来"牵一发动全身"。搞针灸的人都知道，治疗疼痛时针这个穴位有效，针另外一个穴位也有效，就是"牵一发动全身"的现象，它的理论基础就是功能单元思想。

第二节　功能单元分类

在我们慈方医学里，功能单元要做一个分类，一共分为十二类。第一类是纬脉，纬脉本身就是一个功能单元，每一纬里面有卫纬脉（也就是神经），还有纬血脉，然后是毗邻关系，所以纬脉有基本的三种成分。第二类是经脉，经脉也是一个功能单元。第三类是今天重点要讲的"运动功能单元"，运动功能单元实际上主要是骨骼与肌肉，与我们运动相关。第四类是循环功能单元，就是循环系统，我们经脉系统里讲的静脉、动脉合起来就是循环功能单元，到时候我们会专门讲血管、循环系统、血液系统及与循环功能单元相关的各个系统疾病。

其他的还有第五类呼吸功能单元、第六类消化功能单元、第七类泌尿功能单元、第八类生殖功能单元以及第九类皮肤功能单元。我们把皮肤当成一个脏器，当成一个功能单元来对待，因为皮肤实际上是人体最大的器官，不要认为皮肤在人体表面好像没内脏重要，其实皮肤是最重要的，如果把皮肤去掉，这个人肯定是不能活的。

第十类就是人自身构成一个功能单元，各个部分合一，这就是我们中医讲的整体观。第十一类是人与环境也构成一个功能单元，这也是天人合一的整体观。我们将来在讲中西医结合病因学的时候，重点就要讲这一部分，主要讲疾病是从哪儿来的、人与人之间的关系以及人与环境的关系。第十二类是精神功能单元，我们要把精神当成一个功能单元来讲，因为这一块儿是无论中医西医都比较欠缺的部分，在佛医学里这一块儿最详细，讲得非常精彩。以后我们会把中西医和佛医融合在一起，大家听完后就知道精神类疾病怎么来处理最好。跟我出诊的同学见过，有的病人来了，我们仅通过和他交谈，其实还没正式开始治疗，他的病情就会好很多，说明语言的力量是非常大的。

第二章

运动功能单元疾病诊断

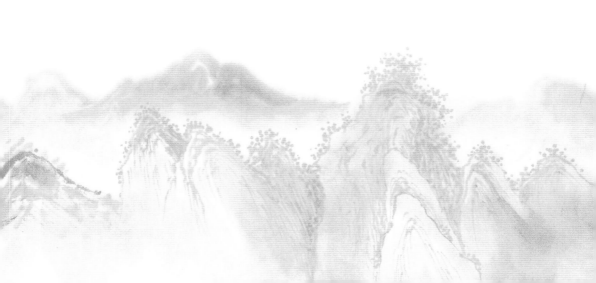

第一节　运动功能单元的组成

　　我们之所以提出"功能单元"的概念，不能仅仅停留在一个思想上。只停留在思想上是不够的，我们必须落实到实际应用中，因为我们都是大夫，天天面对病人，所以我们必须要把思想层面的东西变成可以实际操作运用于临床的东西。

一、骨骼

　　我们先谈一谈"运动单元"的组成。在运动单元里面，第一个就是骨骼。如果没有骨骼，单纯只有肌肉能不能运动呢？能，没有骨骼可以运动的动物是有的，但是对我们人来讲，骨骼是最基本的，否则肌肉没有支撑。骨骼是人和动物体内或者体表坚硬的组织。为什么还加上体表呢？我们人类体表没有骨头，虽然有时我们会看到一些返祖现象，像头上长角这样的人也是有的，但是这都不算体表的骨骼。真正体表坚硬的骨骼，是像我们吃的螃蟹、乌龟的外壳一样，肌肉在里面，这叫外骨骼。人和高等动物的骨骼一般在体内，是由许多块骨头组成的，叫内骨骼。节肢动物、软体动物体外的硬壳以及某些脊椎动物（如鱼、龟等）体表的鳞、甲等，叫作外骨骼。

　　骨骼的形状各不相同，结构也很复杂，根据不同的功能，它会表现出各种不同的形状。骨骼的组成主要有两部分：一部分是矿物质，一部分是骨胶原。这两部分在我们人体内随着年龄的不同会有差别——随着年龄的增加骨胶原会变少，所以骨头会变脆；矿物质是逐渐增加然后又减少，变成骨质疏松。骨骼里有骨质，就是最外边那一层比较硬的部分。骨质内部有骨髓，骨髓有两种，一种是黄骨髓，一种是红骨髓，红骨髓是造血的，黄骨髓的主要成分是脂肪。骨质的外边有一层膜叫骨膜，参与整个骨头的代谢，实际上骨膜是骨质生长的关键。另外，骨骼还有支配它的神经、血管以及在骨头两端的软骨。

骨骼的功能有哪些呢？第一，运动、支撑和保护身体，这是它的功能之一；第二，具有造血功能的骨髓能制造白细胞、红细胞、血小板等各种有形的成分；第三，储藏矿物质。骨骼不仅仅起支撑作用，它还能储存大量的矿物质比如钙。其实我们血液中、细胞内都需要钙，用不了的钙在哪儿呢？就存在骨骼里。所以不要以为矿物质只与骨骼相关，其实跟全身都是相关的。

骨骼的数量：成人的骨头有 206 块；儿童还要多一些，大概 217 ~ 218 块；婴儿更多，大概 305 块，后来因为有骨头融合就减少了，所以年龄越小骨头块越多。

二、韧带

把骨头连在一起的一个重要的结构就是韧带。如果没有韧带，骨头的运动就不能够完成，如果韧带损伤，运动功能就丧失了。韧带在人体内属于致密的结缔组织，是弹性纤维结缔组织和胶原纤维组织这两部分交织而成的。什么叫结缔？就是连接起来的意思，把独立的每一部分连在一起就叫结缔。韧带就是这么一个组织。韧带连接的是骨头与骨头，肌腱连接的是骨头和肌肉。在运动单元里面这几部分全部都是要讲到的。

韧带一般都是在关节的周围，一般在囊外，也有在囊内的，像膝关节里就有关节囊内韧带。它的功能是加强关节，实现关节的活动功能，维护关节的稳定，限制其超出生理活动范围，如果韧带变弱，就站不稳，容易受伤。如果韧带超过其生理活动范围，被过度弯曲就产生扭伤。当我们不小心崴脚，本来韧带的活动范围是很小的，一崴脚韧带活动范围变大，产生扭伤或拉伤，严重的会导致韧带的延长，甚至断裂。

总论·第二章 运动功能单元疾病诊断

三、关节

关节是由骨骼、韧带、关节囊、肌肉四部分形成的，这四部分中的任何一部分出问题，关节的活动都会受影响。关节的功能是完成各种有限度的运动，关节的存在就是为了运动。人体四肢关节数量总共有 68 个，具体是：肩关节 ×2+ 肘关节 ×2+ 腕关节 ×2+ 髋关节 ×2+ 膝关节 ×2+ 踝关节 ×2+14 个手指关节 ×2+14 个脚趾关节 ×2=68。我们今天讲的内容将要涉及每一个关节。

四、肌肉

肌肉是由肌肉和肌腱两部分组成的，是人体各结构位置运动的动力组织，也就是说骨骼和韧带自己是不能动的，它的动力来源都是肌肉。肌肉的数量，不同的资料数据有出入，全身大概有 639 块肌肉。我们今天要讲的内容几乎涵盖所有的肌肉，但还有部分很微小的、功能几乎表现不出来的肌肉我们就不细讲了。所以今天我们讲的应该是一个非常精细的运动功能解剖学。

五、神经

神经是人体主动快速运动的调节组织。我们的骨骼运动是随意的，就是因为有神经连着。神经遍布运动单元的各个部分，在我们人体运动单元里，骨骼、韧带、关节、肌肉里都有神经。

第二节　运动功能单元疾病的诊断

一、骨骼疾病

我们看一看运动单元疾病的诊断。首先是骨骼有病了，我们可以用 X 线以及 CT 这些放射性检查来诊断。骨骼的疾病，第一个是骨质的改变，最常见的就是骨质疏松；第二个是骨骼形态的改变，比如骨折；第三个是位置的改变，比如骨头的错位。骨骼的肿瘤也是这样诊断的，但是像肿瘤这些疾病不在这次讨论的内容里面。

二、韧带疾病

韧带的病变涉及韧带的扭伤和断裂。韧带的断裂一般都是外科手术治疗，而韧带的扭伤，选择保守治疗即非手术治疗，效果还是很好的。

三、关节疾病

涉及关节的病变，我们临床上最多见的就是关节错位和关节炎。

四、肌肉疾病

肌肉的病变主要表现为痉挛和萎缩这两种。

五、神经疾病

神经的病变主要表现为瘫痪、抽搐、震颤、蠕动和位置觉异常。瘫痪，就是肌肉没有毛病，但是人支配不了肌肉，想活动但动不了。抽搐就是管不住肌肉，肌肉自己在抽动。震颤就是肌肉不平衡了，也是不受控制地运动，但是这个幅度稍微小一些，也有的大一些，但是比蠕动要重一些。蠕动是不自主的，也是一种不协调的运动，但是蠕动只在某一个肌肉上，震颤是已经跨关节了。位置感觉的异常，比如不知道自己的脚站在哪儿，关节自己不能够给自己定位，判断自己处在什么状态。这些都属于神经的问题。

第三章

局部运动功能单元疾病的针灸治疗要领

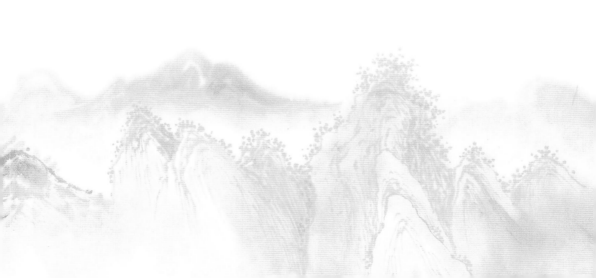

第一节　速效治疗手段

下边讲一下运动功能单元疾病的针灸治疗要领。经常有人讲，我学完后给病人治疗，扎一针效果就挺好，但疗效不稳定，病人当时挺好，第二天来了又犯病了。其实治疗不能只是记住一个穴位，认为针刺完马上轻了就可以了。治疗是一套系统的手段，把病人的痛苦马上缓解了，然后怎么维持疗效也都是有技巧的，不要只掌握一个环节，就觉得自己的针灸水平可以了，不是这样。下面我们看这里面的技巧。

一、针刺

速效治疗的手段第一个就是选择针刺。针刺见效是最快的，甚至是闪电式的效果，很多时候针下去就可以减轻痛苦了。

二、点穴

第二个就是点穴。点穴效果也是很迅速的，实际上点穴的痛苦要比针刺还要重一些，但是病人心理上好接受一点。昨天来了一个病人，害怕扎针，我说扎针一点都不痛苦，但她害怕。原来她老公扎针的时候晕过针，当时她亲眼见了她老公的反应，以后就不敢扎针了。我就给她点穴，先把点穴方法告诉她，让她确定点穴肯定不疼，点完穴病人也立即就好了。所以点穴对于小孩以及怕针、怕疼的大人效果是非常好的。

三、艾灸

艾灸，就是温热疗法，实际上它的疗效是非常好的。艾灸作为一个治疗手段，相对更舒服一点。

四、手术

手术不是我们今天要讲的内容，那是外科、骨科要做的，但是治疗上速效手段就是这几种。

穴位选择的要点，第一个是肌肉的起点，第二个是肌腱和肌腱的附着点，第三个是肌间骨膜。

一、肌肉起点

我们先说肌肉的起点。曾经有人提出肌肉起止点疗法，我们这个功能单元理论是涵盖这个疗法的。为什么要针刺肌肉起点？我们原来的思维习惯就是哪儿疼就扎哪儿，但是你不能看到它马上恢复。实际上这是以一个更小的、新的伤害，使局部产生了镇痛物质，起针以后病人觉得疼痛轻了。但是很多情况是因为肌肉的牵拉伤、挤压伤等，导致肌肉疼痛不敢动。如果是针肌肉的起点，不影响肌肉的活动，在针刺之后它就不疼了，在肌肉动的时候，局部紊乱也得到了一个自然的修复，所以这样针刺病人既不痛苦，疗效又迅速，病人也能看到立竿见影的效果。

二、肌腱及肌腱附着点

肌腱，我们中医叫筋，一般来讲我们扎针的时候是要避开肌腱的。但我的师父李少波老师他们家祖传的就是针筋法，就是以扎肌腱为主，疗效非常好，这个我在《李少波真气运行针灸推拿实践》里面介绍过。

再一个就是肌腱附着点，这样在针刺时可以运动患处。如果针肌肉时伴随运动，针必然是会弯的，起针也困难，而且会造成新的伤害。如果针刺肌腱会相对好一些，但运动时针还是要受一点影响的，会出现轻微的弯曲，但如果针透了肌腱，动的时候更容易把针弄弯。而针刺肌腱附着点就没事，它不影响运动，怎么运动都没事，而且它的疗效跟针肌腱一样，也是非常迅速。所以一般来讲，选针刺部位的时候一个是肌肉的起点，一个是肌腱的附着点，特殊的我们会选肌腱。下面我们每一个疾病都会讲。

三、肌间骨膜

我们传统针灸一般按照经络的走向来选择针刺部位。经络一般走在分肉之间，也就是在肉和肉之间。肌间骨膜就是在肌肉之间、肌腱之间，针刺是直接针到骨膜。我们以前讲过，针刺产生镇痛的效果跟它的深度和接触到的部位是有关系的。骨膜你一开始针上去，病人会感觉非常酸、重、沉，但是它产生的镇痛效果也是非常显著的。

今天我们要讲的主要是前两种，一是肌肉起点，二是肌腱及肌腱附着点，最后一种也就是肌间骨膜只在个别情况下才会选用。

第三节　病因与疗程

我们讲一下病因及疗程，病因主要是外伤和内伤。

一、外伤

对于外伤导致的运动单元疼痛这些疾病，针灸治疗的疗效是非常迅速的，疗程也短，有的一次就好。

二、内伤

如果是内伤的，它起效就慢了，你不要指望这一针就有神奇的疗效，就不要有这种想法。但是疗效还是有的，只是不会像外伤一样那么迅速。

痛风、风湿等全身疾病的局部表现，一定有局部的原因！这句话是什么意思？痛风、风湿实际上都属于我们常说的内伤疾病。以前我觉得痛风是尿酸结晶沉积在组织引起的疼痛，针灸应该效果不好，这纯粹是一种还没有实践就把这种疗法给否定了的做法。但是后来有一次我值班的时候，有一个痛风的病人，中药、西药各种治疗痛风的药，吃了 9 天都不怎么缓解，他知道我扎针效果比较好，让我针灸试试。结果我给他扎完针以后，第二天早晨一见我说太感谢我了，他昨天一晚上睡得很好，没疼那么厉害，基本上缓解了 90%。这就让我开始重新思考：针灸治疗痛风的原理是什么？为什么针扎上去以后他痛风疼痛就没了？为什么痛风它就在这儿疼而不是全身都疼？那一定是它有局部的问题。比如带状疱疹，为什么都是带状疱疹，有的就长在脸上，有的就长在四肢，有的就长在躯干呢？它一定有局部的问题。所以对于这种全身疾病有局部表现的疾病，我们也可以看涉及的功能单元在哪里，通过针刺同样可以解决。前几天还有一个痛风的病人到我诊所来，我们给他扎完以后也是迅速就缓解了。所以痛风的针灸治疗，我觉得起效比药物还快。

第四节　疗效巩固的手段

巩固疗效的手段是很重要的。当给病人扎上针以后，他马上轻松了，之后怎么巩固疗效？咱们经常有学员反映治疗效果一开始挺好，后来就又犯了，其实就是因为这些手段没有做好。

一、太极操

第一个就是太极操。在我们医馆工作的人员都必须知道这个太极操，这也是我们创立的。太极操实际上很简单，就是太极运动的精髓——画圈，做出来的动作就是画圈，哪怕直线运动也是一个特殊的圈。每一个地方、每一个关节，只要能动的地方，只要是病变涉及的地方，都让病人做圆运动。比如膝关节疼痛，坐在稍高的椅子上，膝盖悬空，脚掌离地，让小腿与大腿呈90°角，用脚后跟在水平面上画圈，一般顺转9个再倒转9个就可以了。

二、艾灸与热敷

第二个就是艾灸或者热敷。因为任何损伤组织的修复，必须以血液循环的通畅为基础，热疗能够促进局部的血液循环。如果损伤组织出现中医讲的气血瘀滞，那就不容易好，加上艾灸或者热敷，能促进气血运行，有利于损伤的修复。

三、药物

第三个是药物。作为一名中医师，不能光会针灸，当然光会针灸也行，但疗效肯定不如还会中药的。针药合起来以后，病人来了，你扎针迅速有效，加上中药内服这些措施稳定、巩固疗效，疗效会更好，这样这个病人才能真正成为你的粉丝。因为一开始效果非常明显和迅速，病人马上就服你了，但是等过两天他觉得你还没给他解决得很满意的时候，他就有新的想法了。所以这些巩固的手段，一定要学，这些我在后面的每一期讲座里面都会讲的。

在带状疱疹西药的应用里，其实还有一个很好的药，我估计你们有的人知道，就是西咪替丁（也叫甲氰咪胍、泰胃美）。西咪替丁治疗带状疱疹比那些抗病毒的药要好得多，一般用上第一天，水疱就不再起了，已经起的水疱就开始变瘪了，一般 3 ～ 5 天，水疱基本上就干了。所以西咪替丁消水疱的作用是极好的，它燥湿解毒的功效比我们中药的黄连、黄芩、黄柏、苦参要好得多。有关西药的辨证应用，我以后也会把这一部分系统地讲给大家。

各 论

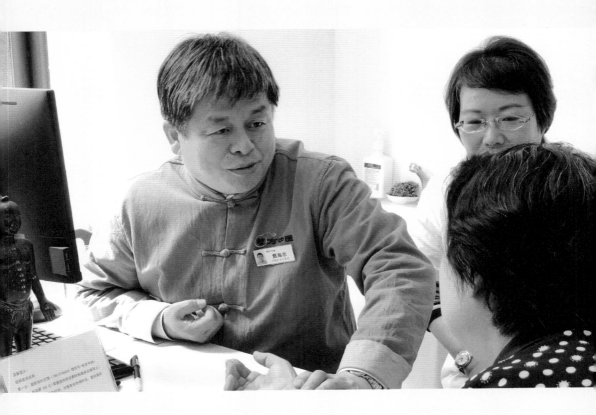

第四章

头面运动功能单元疾病

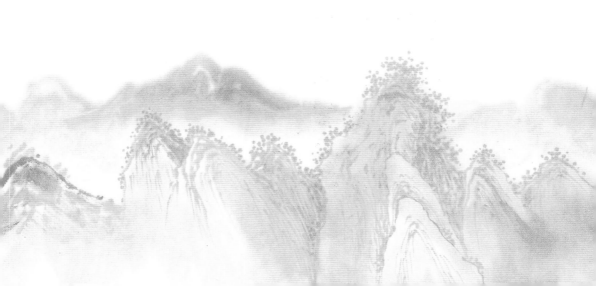

下边咱们就开始具体讲每一个功能单元了，每一部分都是讲肌肉和关节，以及有问题后如何治疗。首先讲头面运动功能单元疾病。

第一节　肌肉与肌腱疾病

一、降眉肌

降眉肌起于同侧鼻根部外侧，相当于晴明穴处，止于眉骨上方，相当于鱼腰穴处。因为降眉肌的起点是固定的，在晴明穴处，止点不是固定的，是在皮上，所以肌肉一收缩，单侧眉毛就会压低。当这块肌肉有病以后，它的病变特征就是单侧眉头压低、内聚困难，或伴有疼痛。如果两侧都不能压低，那就是两侧都有问题。治疗的时候穴位选晴明和鱼腰，其实只要是在这个区域内都行，不需要那么精确地取穴。等大家学完我们整个针灸体系以后，就会发现不需要像以前那样去死记穴位了，而且能够疗效很好，很肯定。

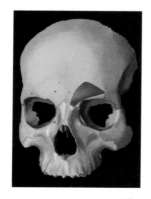
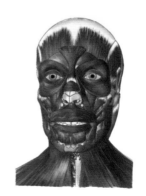

图 4-1　降眉肌

二、降眉间肌

降眉间肌起于鼻部下缘上，止于前额下部两眉间的皮肤，也就是印堂穴上方1寸。大家注意，降眉间肌止点实际上也是在皮上，不是在骨头上，如果一个肌肉起止点都在同一块骨头上，它是没法收缩的。它的病变特征是双侧眉头压低内聚困难或者伴有疼痛，也就是这块肌肉有问题以后，两个眉同时往下看的时候，尤其是中间，会感觉困难或者疼痛。针刺治疗可以选印堂或这块肌肉的起止点，选印堂的时候就不要让病人运动降眉间肌，选肌肉起止点的时候可以让病人运动，且不增加痛苦。

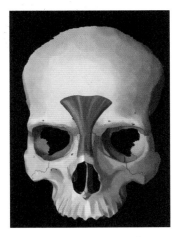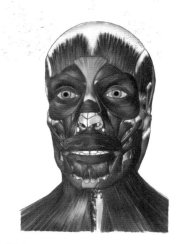

图4-2　降眉间肌

三、额肌

额肌起于额上方发际线处的帽状腱膜，与枕肌相连，止于眉骨上方的皮肤。它的病变特征是抬眉皱额时疼痛，或皱额困难、额纹消失。注意要根据疼痛的表现特点来确定到底是肌肉、皮肤、骨骼还是别的问题。肌肉疼痛一定与运动相关，比如额肌疼痛，一定是抬眉皱额的时候疼痛，或者不动也疼，一动更疼，这是肌肉的问题。如果肌肉疼痛与运动无关，不动也老是这儿疼，那就不是这个肌肉的问题。治疗就针刺额上方同侧发际线，基本就是在发际线这块儿扎针就行了，不需要记哪个穴位。

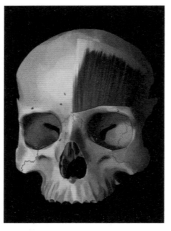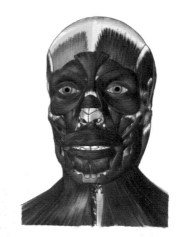

图 4-3　额肌

四、眼轮匝肌

眼轮匝肌是环绕眼裂周围的肌肉，实际上它是往眼睑内侧收缩的。我们闭眼睛的时候，它一定是往眼睑内侧收缩的，不可能往眼睑外侧处收缩，所以眼睑内侧的眼轮匝肌就相当于一个肌腱的功能。当眼轮匝肌有病以后，就出现眼睑闭合困难，或者眼睑紧闭难睁这两种情况，也就是眼睛闭不上或睁不开都属于眼轮匝肌的病变。治疗就选睛明、瞳子髎、四白以及鱼腰，其实不光这四个穴，只要是在眼轮匝肌周围取穴就可以了，不需要记那么精确。那如何判断眼轮匝肌的分布范围？只要让病人动一动，闭闭眼就知道了。

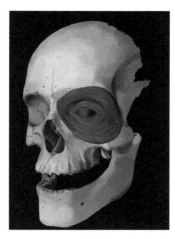 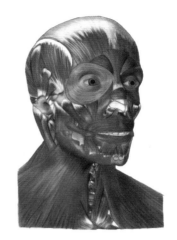

图 4-4　眼轮匝肌

五、颞肌

颞肌在我们头面部是一块比较大的肌肉，占据头的一侧，起于颞窝，止于下颌骨冠突。

我们经常有病人会说头两边很紧，就跟箍着个东西一样，实际上就是颞肌有毛病了。遇到这种情况，一般来讲我们就选上关穴针刺，往往这一针下去，整块肌肉就迅速轻松了。即便不是肌肉的病变，是其他问题引起的，只要是颞肌分布区域内的疼痛，针上关都能管用。

因为颞肌附着在下颌骨冠突，所以肌肉有问题时，可出现咬合时颞肌疼痛、咬合无力，或者出现颞部紧箍感。我们可以在颞肌的止点或者周围取穴治疗。治疗方法：①如果是咬合时颞侧疼痛，可以选上关及上关前，实际上取穴的时候，在下颌骨冠状突的附近针刺就能解决。②如果咬合无力，可以针刺颞肌的前缘、上缘和后缘，不用都扎上，就在颞肌的边缘扎几针就可以。如果不知道肌肉的边缘，让病人咬咬牙，就能摸到了，针刺的时候不需要太深。③如果有颞顶部紧箍感，也是针刺上关和上关前。这个比较好记，操作起来其实一点都不难，在临床上用处非常广。

各论　·　第四章　头面运动功能单元疾病

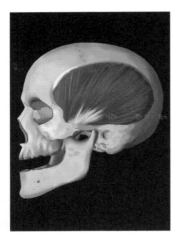
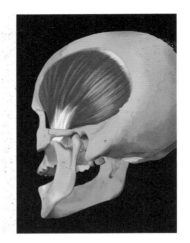

图 4-5　颞肌

六、耳上肌

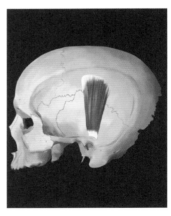

　　耳上肌起自额肌与枕肌之间的腱膜，止于耳廓颅面的上部。图 4-6 已经去了皮肤，通过这个图可能看不出耳上肌到底在哪儿，其实我们耳朵眼正上边就是耳上肌。

　　耳上肌本来是运动耳廓的，我们大多数人的这块肌肉都是退化的，不像有些动物的耳朵是可以来回动。但是有的人还有活动耳朵的功能，我记得上高中时坐在我前边一排的一个同学，他的耳朵就可以动，但是动的幅度比较小。

图 4-6　耳上肌

　　耳上肌的病变特征就是耳上肌疼痛，耳朵上边这一块儿觉得疼。治疗就在耳上肌上缘针刺，也就是正上方颞肌上缘偏下一点，针上以后也就先不运动，因为耳上肌的疼痛跟运动没关，运动的反而是颞肌。

七、颞顶肌

颞顶肌位于耳道上前方，与耳上肌成30°角。它的病变特征是耳道上前方疼痛。当颞顶肌疼痛的时候，按照传统针灸理论，可以选曲鬓穴；也可以不按照穴位，针耳根上前方，或者沿上关往上，针颞肌的中点，这基本是肌肉的两头，针刺后也是不要让病人运动的，运动会增加病人的痛苦。

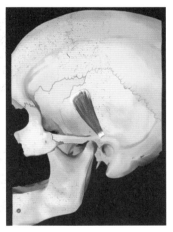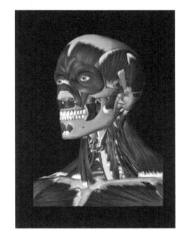

图 4-7 颞顶肌

八、耳前肌

耳前肌不在耳道正前方，它是斜着的，位于耳道前上方，与颧弓成30°角，跟颞顶肌基本上也成30°角。耳前肌的病变特征就是耳道前略上一点的部位疼痛，治疗选用上关穴就可以。

如果耳前肌、颞顶肌和耳上肌出现疼痛的时候，我们不针刚才讲的那些穴位，我们

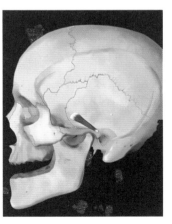

图 4-8 耳前肌

选择上关、上关前，行不行？告诉大家，同样是可以的。这就涉及功能单元和功能单元之间的关系问题。因为这几块肌肉都在颞肌的表面附着，所以它们与颞肌是一个一体化的、相当于扩大了的功能单元。所以如果记不了那么详细，只要是颞窝这片区域的疼痛就都针上关就可以了，这样就简化了，虽然没那么精确，但是同样可以取得很好的效果。

九、耳后肌

耳后肌在耳道后偏上一点，起于颞骨乳突部，止于耳道后方与乳突后缘上方交汇处。耳后肌也基本上没有运动功能了，非常微弱，可能扯耳朵的时候会有一点活动。它的病变特征是耳后疼痛，跟运动没有关系，可能拉扯耳廓时疼痛会加重。治疗在耳道后方与乳突后缘上方交汇处针刺。也可以直接针刺耳根部，耳道后偏上一点。在临床上使用得相对少一些。

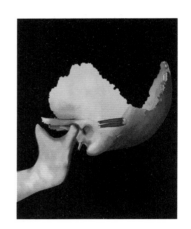

图 4-9　耳后肌

十、枕腹肌

枕腹肌在枕部，起于上项线，止于帽状腱膜，枕腹肌非常薄，大多数是腱膜，肌肉部分非常薄。但是在临床上，它的疼痛非常常见，表现为枕部拘紧疼痛。当枕部出现这种疼痛的时候，治疗可选枕腹肌的起点——上项线。大家注意上项线的位置，当我们摸后脑勺时，摸上去感受到第一个往下拐弯的骨头的边缘就是上项线，也就是枕外隆凸向

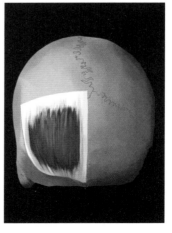

图 4-10　枕腹肌

两侧的弓形骨嵴。

　　昨天上午有一个病人是枕部拘紧疼痛，又怕扎针，最后给他点穴点好了。我们是怎么给他治疗呢？就是点枕腹肌起止的地方。实际上针刺的时候不需要那么精确，就是从乳突到后正中线之间，沿上项线针刺就可以解决了。

十一、鼻肌（横部）

　　鼻肌是鼻部一块括约肌肉，又叫鼻孔压肌，分为横部和翼部。鼻肌横部起于上颌骨，大概在禾髎穴的位置，附着在鼻梁上。它收缩可以下压鼻软骨，就是一收缩鼻子就会被压下去。所以像驴、马、牛，它们喷鼻涕的时候，就是先收缩鼻肌，先把鼻腔变小，这样才能有力。其实我们人擤鼻涕的时候，它也在用力。它的病变特征就是鼻头上方及鼻唇沟出现异常，一般情况下鼻肌出现问题的比较少，但是如果在鼻肌范围内出现了疼痛或者运动异常的时候，我们就可以针禾髎穴。脸上的肌肉太多了，面部丰富的表情就是靠这些肌肉实现的。

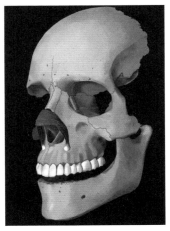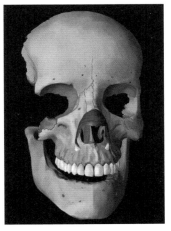

图 4-11　鼻肌（横部）

十二、鼻肌（翼部）

鼻肌翼部，这块肌肉很小，起自上颌骨，止于鼻翼大软骨，可以压低鼻孔。它的病变特征是鼻孔下疼痛，治疗可以针刺鼻孔正下方处平人中穴。

十三、提上唇鼻翼肌

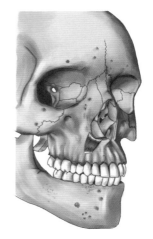

图 4-12　鼻肌（翼部）

提上唇鼻翼肌，看名字就知道功能是既提上唇又提鼻翼。提上唇鼻翼肌，其内眦头起自上颌骨额突上方，也就是眼睛内下 1/4 部位的边缘，向外下斜行并分为两束，一束附着于下侧鼻软骨和皮肤深层，也就是鼻翼部，另一束终止于上唇。它的病变特征是鼻孔扩大困难，上唇上提并外翻困难，鼻唇沟顶部下沉变浅。治疗方法就是在鼻翼上方鼻骨的两侧扎针，也可以针刺肌肉起点或上唇处的止点（基本上在迎香穴处）来治疗肌肉的病变。

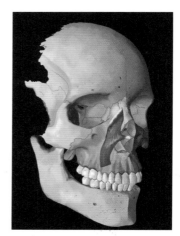

图 4-13　提上唇鼻翼肌

十四、提上唇肌

提上唇肌，起于颧骨上，眼睛正下方，止于口角。这个肌肉是往上提上唇的，所以如果这个肌肉瘫痪，就会出现上唇下垂、鼻唇沟变浅；如果出现痉挛，就会出现笑时露齿，露牙露得比较厉害。治疗就选四白穴。

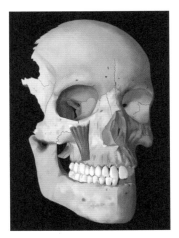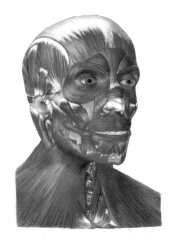

图 4-14 提上唇肌

十五、颧小肌

颧小肌起于颧骨的骨突正前方，止于口角外上方皮肤，是一块面积很小的肌肉。它的病变特征是不能暴露门牙，不能微笑，或者面肌痉挛疼痛。治疗方法就是在颧骨突正前方处针刺，在颧骨摸上去最高处的前缘下针就可以了。

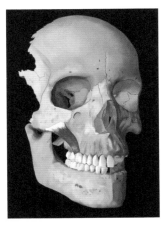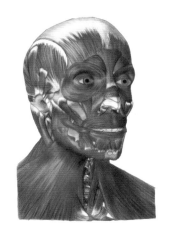

图 4-15 颧小肌

十六、颧大肌

颧大肌是颧肌里面比较大的肌肉，起自颧骨偏前外侧，止于口角皮肤。它的病变特征是口角外上方抽动，或者是口角下垂，不能微笑。我们有时候看面肌痉挛嘴角往上抽，就是这块肌肉有问题。不管是痉挛还是瘫痪，我们都可以选用颧髎穴，实际上颧骨前外侧这块儿区域就可以了。

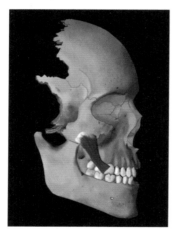
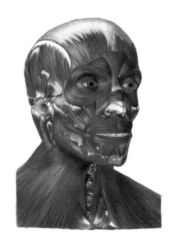

图 4-16　颧大肌

十七、口轮匝肌

口轮匝肌是环绕口裂的环形肌，口轮匝肌是完全附着在皮肤上的肌肉。它的病变特征是闭口困难或张口困难，治疗可以针刺口角边的地仓。

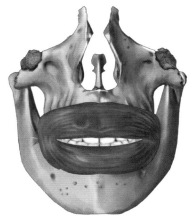
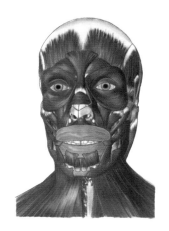

图 4-17　口轮匝肌

十八、鼻中隔降肌

鼻中隔降肌起自上颌骨切牙窝，止于鼻翼及鼻中隔。如果我们平时不怎么研究解剖的话，可能都不一定知道还有鼻中隔降肌。当鼻中隔降肌收缩时，可以把鼻中隔和鼻翼往下拉。有的时候我们鼻子堵了，往下一拉觉得鼻子一通，其实就是鼻中隔降肌收缩了。如果出现鼻中隔疼痛，那我们可以针人中，针上后鼻中隔疼痛就可以迅速缓解，当然，针上针以后不用运动。

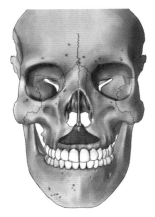
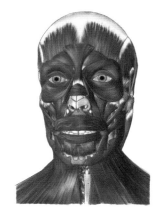

图 4-18　鼻中隔降肌

十九、降下唇肌

降下唇肌起自颏联合和颏孔之间的下颌骨斜线，附着于下唇的皮肤黏膜，并与口轮匝肌融合。降下唇肌能将下唇往下拉，所以它的病变特征就是下唇下降困难。治疗的时候可以针刺降下唇肌的起始部，大概在承浆穴旁开 1 寸处。

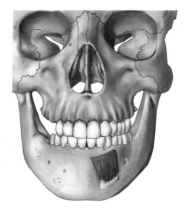

图 4-19 降下唇肌

二十、颏肌

颏肌起自下颌骨的切牙窝，下降止于颏部皮肤。它的病变特征就是下颌骨切牙疼痛，治疗就在承浆穴旁开 0.5 寸针刺。虽然它只是运动我们下颌的肌肉，但是针刺颏肌可以治疗切牙疼痛。

二十一、降口角肌

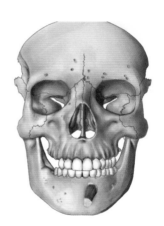

图 4-20 颏肌

降口角肌起自与颈阔肌相连续的下颌骨斜线，止于口角，能将口角拉向下外。降口角肌是浅表面部表情肌，像人悲伤的时候口角就下垂了。其实我们每个人的表情、每一块表情肌肌肉都是和我们大脑里相关的情感管理部分关联的，所以我们通过表情可以判断人的情感活动。降口角肌的病变最常见的就是面肌痉挛口角上动（面肌痉挛的表现需要降口角肌参与），以及降口角肌痉挛口角往下。当口角下拉或者抽动，同时伴有肌肉不适，针刺治疗可以选地仓或者口角下方与下颌骨前下缘交汇处。

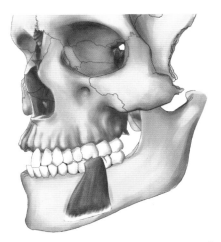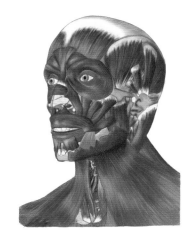

图 4-21　降口角肌

二十二、咬肌

咬肌这块肌肉是必须要记住的，在临床上使用频率非常高，因为涉及这块肌肉的病很多。它起自颧弓下缘前 2/3，止于下颌骨外侧面和咬肌粗隆，我们咬一下牙就能摸到。它的病变特征是咬合无力或者是口噤不开，治疗选用颊车和颧髎，这是治疗下颌关节疼以及颧骨部位疼疗效非常好的穴位。我记得前年有一位老先生下颌关节疼，吃饭不能张嘴，只能用吸管喝稀的。我就给他扎了一针颊车，再做活动立即就不疼了，而且还不反复。所以颊车和颧髎在临床的使用率非常高。其实在这一区域就可以了，不怕扎不准。

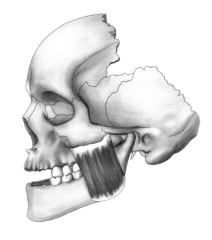

图 4-22　咬肌

二十三、深层咬肌

深层咬肌起自颧弓，止于咬肌粗隆，它的病变特点也是咬合无力或口噤不开，治疗一般选下关穴。深层咬肌是跨下颌关节的，如果有下颌关节疼痛，除了我们刚才说的针浅层咬肌之外，针深层咬肌也是可以的。

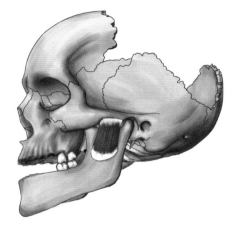

图 4-23　深层咬肌

第二节　关节疾病

下颌关节病

下颌关节是由下颌骨的下颌头与颞骨的下颌窝和关节结节构成。下颌骨的关节囊相对松弛，前方较薄弱，因此下颌关节易向前脱位。下颌骨属于联合关节，两侧必须同时运动。下颌关节病的病变特征是下颌关节弹响、关节疼痛、咬合无力。治疗方法：①咬合无力，治疗部位是丝竹空、头维、颊车。②下颌关节弹响、关节疼痛，针颊车。

第五章

头颈肩背部运动功能单元疾病

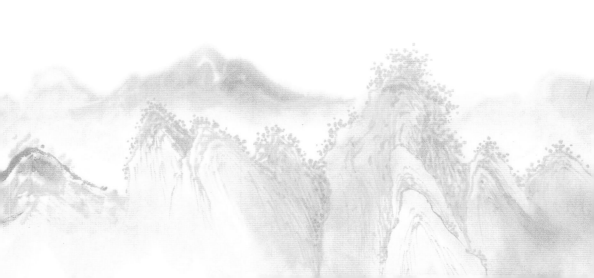

第一节　肌肉与肌腱疾病

一、颈阔肌

颈阔肌位于颈部浅筋膜中，为一皮肌，薄而宽阔，属于表情肌。起自胸大肌和三角肌表面的深筋膜，止于整个下颌骨下缘。它的病变特征是向下拉口角张嘴困难，同时伴锁骨至下颌骨下缘区域内表浅部位不适。治疗就是沿锁骨上下针刺、点穴、按摩、热敷。

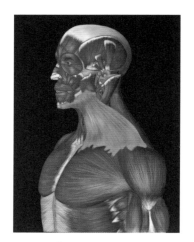

图 5-1　颈阔肌

二、胸锁乳突肌

胸锁乳突肌有两个起点，胸骨头起自胸骨柄前面，锁骨头起自锁骨内 1/3 段上缘，两头间的三角间隙恰在胸锁关节上方，这个间隙在体表就是锁骨上小窝。胸锁乳突肌向上后外方止于乳突外面及上项线外侧 1/3。它的支配神经是副神经以及第 2～4 的颈神经前支。

它的病变特征是：①一侧胸锁乳突肌疼痛或瘫痪，头颈向同侧屈并转向对侧困难。②两侧胸锁乳突肌疼痛或者瘫痪，仰头困难——因为胸锁乳突肌的止点在颅骨的后边，所以固定止点肌肉收缩时，头是往上仰的，如果它要是瘫痪了，那就不能仰头了。③两侧胸锁乳突肌疼痛或者瘫痪，头屈（低头）困难。所以胸锁乳突肌管着我们仰头、低头以及扭头这几个动作，如果这几个动作有问题，那就在胸锁乳突肌上做文章。

治疗方法是：①一侧胸锁乳突肌疼痛或者瘫痪，头颈同侧屈曲转向对侧困难，胸锁乳突肌一端疼痛者，针刺远离疼痛的另一端；瘫痪者针刺胸锁乳突肌的两端。注意这句话，不是哪儿疼针哪儿，也不是两端任意针刺，当然针刺任意一端都会有效，但是绝对没有针刺远离疼痛的一端疗效好。记住了，一定是针它的远端，这就是我们讲的功能单元理论。实际上我针哪一端都是这块肌肉，只是远离痛点针刺，既没有针刺疼痛的地方，还能把有疼痛的地方给纠正了。为什么肌肉瘫痪两端同时针？当肌肉瘫痪了要想改善它，就必须使它气血通畅，能量能够得到保障，就得从两端来做文章。这以前我给大家举过例子，就像地震了，要想救灾，一定是向外边求救，自救是不行的。②两侧胸锁乳突肌疼痛或瘫痪，仰头困难，针刺胸锁乳突肌下端，就是胸骨柄外上方以及锁骨内端 1/3 处，就是这一截都可以，疗效往往都是立竿见影的。③两侧胸锁乳突肌疼痛或瘫痪，头屈困难，针刺胸锁乳突肌的下端。一般来讲，我们在临床上治疗胸锁乳突肌疾病是很方便的，针胸锁乳突肌的下端只要把衣服领口扣子解开就行，针上端就更方便了。

　　我们讲的功能单元理论，要灵活运用、综合运用，在这我就简单地给大家讲一下。如果是两侧胸锁乳突肌之间前面颈部这片区域的病变，那你就在胸锁乳突肌下端的中间，在天突穴以及它的周围针刺，在这个狭小的空间针刺，前边所有的病变都能够缓解。所以要想把它灵活运用，还要记住这些特点。两侧胸锁乳突肌之间后面颈部区域的病变，两个乳突之间、上项线上的所有穴位就能涉及。效率最高的还是天突穴，这一个穴位就可以治疗头颈部整个前边的病变。所以有的时候如果记不了太多，那就记住主要的、关键的穴位，就能解决很多问题。

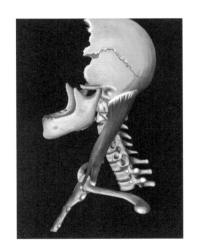

图 5-2　胸锁乳突肌

三、二腹肌

为什么叫二腹肌？是因为它有两个肌腹，每个肌腹就是一块肌肉，肌肉两端各有一个肌腱，中间还靠肌腱相连，所以叫二腹肌。二腹肌有前、后二腹，后腹起自乳突内侧，斜向前下；前腹起自下颌骨二腹肌窝，斜向后下方，两个肌腹以中间腱相连，中间腱借筋膜形成滑车系于舌骨。这里要注意，后腹是起自乳突内侧，所以位置比胸锁乳突肌更深，因此这个肌肉有病变我们扎针的时候就要扎深一点。二腹肌的中间腱是连在舌骨上的，也就是舌骨是联系下颌前边和乳突深部的一个连接点。那大家就能推出来，如果是二腹肌的两头有病变，就针廉泉的旁边；如果是舌骨这个部位疼，我们就针二腹肌的起点，然后再动舌头，舌骨这儿就不疼了。所以功能单元理论比我们想象的所谓的经络线要实在得多，而且疗效要确切得多。我们经常遇到一些舌根疼的病人，给他针上二腹肌的两端就立即缓解了。一会儿我们讲完了就知道舌骨这个地方跟多少肌肉相连，有多少部位可以针刺治疗舌骨疼痛。另外，同时也要注意针舌骨也可以治疗很多部位的疼痛。

二腹肌的功能是保持舌骨在中间不下垂，就像在舌骨这儿弄了一根绳子拎着它一样，二腹肌一收缩舌骨就不下垂了。二腹肌的病变特征是当它痉挛疼痛时舌根偏向病侧，当其瘫痪无力的时候舌根就偏向健侧。一般我们看病人的时候，只看病人的舌尖往哪儿歪，根本就不在意舌根往哪儿歪。我们现在知道了，如果舌根往一侧歪，不对称，有可能是舌骨偏了。如果同时伴随有下颌和乳突之间不舒服，那就是二腹肌的问题。针刺治疗刚才咱们说了，在廉泉穴旁、乳突尖前下方深刺，以及针刺患侧下颌骨前正中。

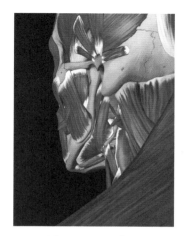

图 5-3 二腹肌

四、胸骨舌骨肌

胸骨舌骨肌起于胸骨柄上后缘，止于舌骨体，也就是胸骨柄和舌骨通过胸骨舌骨肌直接相连。所以它的病变特征是出现吞咽与发音障碍。治疗可以用针刺或点穴，治疗部位在廉泉旁，也就是舌根部的旁边，或者胸骨柄上缘正中旁开，这两个穴位都可以改善吞咽困难、发音障碍以及舌根部疼痛。这个肌肉我在临床上用得也是很多的，我们经常看到舌头疼、舌骨疼的病人，那我就经常在天突的旁边扎针，然后舌根部疼就立即缓解。

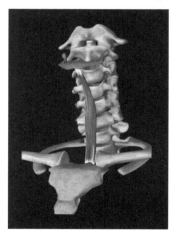

图 5-4 胸骨舌骨肌

五、肩胛舌骨肌

肩胛舌骨肌这个肌肉比较特别。我在临床上曾经遇到过一例舌根痛的病人，我给他针了胸骨舌骨肌，针刺完以后疼痛还没有缓解，后来给在冈上肌中点处的肩胛骨上缘扎一针才缓解，那就是因为肩胛舌骨肌有问题了。

肩胛舌骨肌是由二腹肌（上腹和下腹）及中心腱相连组成的，起于肩胛骨上缘正中部分，止于舌骨侧缘。它的病变特征：①肌肉走向部位疼痛——因为肌肉位置比较深，所以只是觉得从舌头一直到肩胛上缘不舒服。②吞咽、发音障碍——只要跟舌根相关的病变都有这个表现。治疗方法：①如果是肩胛舌骨肌走向区疼痛，针刺须远离痛点，治疗部位在舌骨前外侧，也就是廉泉再偏外一些，或锁骨正中处深刺，或者冈上肌中点处的肩胛骨上缘。②如果是吞咽发音障碍，也是针刺舌骨前外侧、锁骨正中处以及冈上肌中点处的肩胛骨上缘。如何针刺冈上肌中点处的肩胛骨上缘？我们先摸到肩胛冈，肩胛冈上边是冈上肌，找到冈上肌的中点，然后在肩胛骨上缘处下针就可以了。

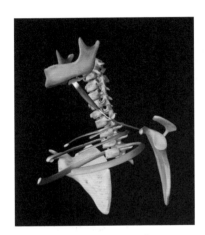

图 5-5　肩胛舌骨肌

六、胸骨甲状肌

胸骨甲状肌起于胸骨柄，止于甲状软骨，也就是喉头，它的作用是下拉甲状软骨，所以我们吞咽的时候喉头才能往下动。它的病变特征：①胸骨甲状肌走向区疼痛，就是从前方甲状软骨的下方两侧一直到胸骨上缘都觉得疼痛。②吞咽发音障碍。因为我们喉头的运动和

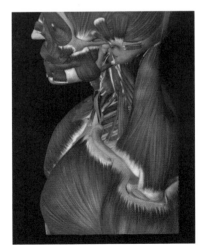

图 5-6　胸骨甲状肌

舌部的运动往往是协调的，喉部肌肉的问题也会影响到我们的吞咽和发音。不管是喉结至胸骨上缘疼痛还是吞咽发音障碍，我们都可以在胸骨上缘用针刺或者点穴的方法。胸锁乳突肌起点的中间这个狭小的区间内可以治疗上述这么多的病，大家一定要把这个地方记住。

七、下颌舌骨肌

下颌舌骨肌起于下颌骨下颌舌骨线，止于舌骨体及中缝，它构成了口腔的底部。它的病变特征是舌头伸出困难以及口腔底部疼痛，治疗可以针刺下颌骨下颌舌骨线，平行于下颌骨进针，或者针刺舌骨体及中缝处，也就是舌骨前缘和廉泉穴。一般情况下我们不选这么多地方，可以只扎一两针，但是原则是远离痛点，如果舌骨痛，就针刺下颌骨下颌舌骨线；如果是下颌骨这边痛，就选舌骨前缘。

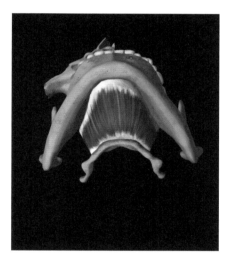

图 5-7　下颌舌骨肌

八、甲状会厌肌

甲状会厌肌起于甲状软骨内面，止于会厌边缘。如果它有病了，就会出现会厌关闭困难，饮食呛咳，因为门关不住了，气道关不严了，一喝水就咳嗽，一吃东西就跑到气管里面了。那么治疗就针刺甲状软骨，因为你不能够针刺到甲状软骨的内侧，但是你只要针刺到甲状软骨，就相当于针刺到了它的内侧，这还是我们讲的功能单元范围。所以针刺到甲状软骨上，就可以解决饮食呛咳的问题。

九、咽下缩肌

咽下缩肌起于环状软骨与甲状软骨的下面，止于咽后壁。咽下缩肌与吞咽相关，所以它的病变特征是出现高位的吞咽困难。治疗部位在甲状软骨下缘及环状软骨。我们摸自己的喉结，是甲状软骨前角，再往下摸到一个凹陷，凹陷下边就是环状软骨，你就在这个凹陷处给它针刺就可以了。有的时候我们抢救喉头水肿或者气道闭塞的时候，把针头从这凹陷插进去，就让气能进去。

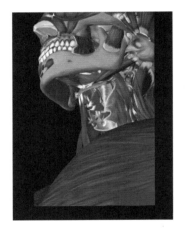

图 5-8　咽下缩肌

十、茎突舌骨肌

茎突舌骨肌也是我们在临床上用得比较多的一个肌肉。它起自茎突，止于舌骨，它提醒我们茎突和舌骨之间是密切联系的。其实胚胎早期的时候舌骨和茎突是连在一起的，后来分离开了，茎突舌骨肌就把它们两个连起来了。如果出现茎突和舌骨之间疼痛，而且吞咽时加重，你就要想到有可能是茎突舌骨肌有问题了。针刺治疗就选用廉泉旁和翳风。如果是靠近茎突部位不舒服就选廉泉旁；如果是舌骨疼，我们就选翳风穴深刺。

大家现在可以看到治疗舌根痛有多少个穴位了，茎突、下颌骨下颌舌骨线、胸骨柄上缘以及冈上肌中点处的肩胛骨上缘都可以选用。

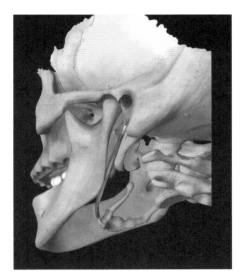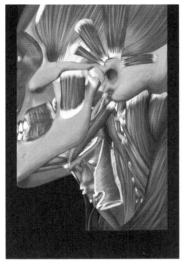

图 5-9　茎突舌骨肌

十一、茎突咽肌

茎突咽肌跟茎突舌骨肌起点一样，也是起自茎突，附着于咽壁及甲状软骨，能直接连到我们的咽部。它病变的时候会出现茎突至甲状软骨后缘疼痛，而且吞咽时加重，治疗针刺翳风就可以。

前边我们讲纬脉理论的时候，鼻咽部的炎症要选翳风，口咽部的炎症选翳风与天容之间的穴位，喉咽部炎症选天容，这些都与功能单元理论的选穴一致。

十二、斜方肌

斜方肌，这块肌肉非常大，起于枕外隆凸上项线、项韧带、第 7 颈椎棘突及全部胸椎棘突。上束纤维止于锁骨外侧 1/3 以及肩峰突，中下束止于肩胛棘上唇及尖端，几乎整个肩胛骨都被斜方肌覆盖。

斜方肌的病变特征是一定要掌握的，因为在临床中这块肌肉太重要了。病变特征：①上部肌束收缩无力，上提肩胛骨困难，就是往上提肩胛骨没劲；上部肌束痉挛疼痛，肩胛骨上提，也就是肩胛骨老是往上提着的。②下部肌束收缩无力，肩胛骨下降困

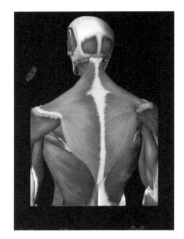

图 5-10　斜方肌

难；如果是下部肌束痉挛疼痛，肩胛骨下降。③如果整块肌肉都无力，肩胛骨向脊柱靠拢困难；如果整个肌肉痉挛，肩胛骨向脊柱靠拢。

治疗其实就比较简单了：①上束肌肉有毛病的时候，我们就选枕外隆凸上项线以及颈 1～颈 7 夹脊穴。②如果是下部肌束病变的时候，选胸 1～胸 12 夹脊穴。③如果全肌病变，取全部颈胸部夹脊穴，当然不一定每一个夹脊穴都针刺，针刺的时候可以隔一个穴位针刺，或者隔两个穴位针刺。

十三、小菱形肌

小菱形肌起于颈 7 棘突和胸 1 棘突，图5-11 中绿色的椎体是第 7 颈椎，止于肩胛

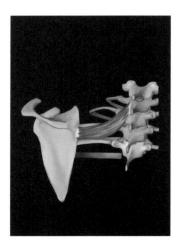

图 5-11　小菱形肌

冈下方肩胛骨脊柱缘。它的病变特征是颈 7、胸 1 棘突至肩胛冈下方肩胛骨脊柱缘处疼痛。治疗原则是选疼痛部位的远端起点处：下颈部疼痛针刺肩胛冈下方肩胛骨脊柱缘；肩胛冈下方肩胛骨脊柱缘疼痛针刺颈 7、胸 1 夹脊穴。大家注意这个肩胛冈下方肩胛骨脊柱缘处的位置，是沿着肩胛冈向脊柱方向摸，当摸到肩胛冈与肩胛骨脊柱缘的交点再往下一点点就是了。

十四、大菱形肌

大菱形肌起于第 2～第 5 胸椎棘突，止于肩胛骨脊柱缘，也就是小菱形肌的下边。它的病变特征是 2～5 胸椎棘突至肩胛骨脊柱缘疼痛，针刺治疗选择疼痛部位的远端起始点。经常有病人说，我背部觉得很拘紧，肩胛骨疼，一碰就疼，这种情况基本上就是大菱形肌的问题。治疗的时候，针第 2～5 胸椎的夹脊穴就可以了，也不需要针刺全部的夹脊穴，针 2 个或者 3 个夹脊穴就可以止疼了。如果是胸椎这段疼，针肩胛骨脊柱缘就可以了。当然针上去以后一定要让病人运动，去找痛点，不运动的话效果就比较差。

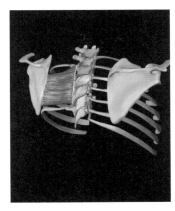

图 5-12　大菱形肌

十五、肩胛提肌

肩胛提肌是起自上 4 块颈椎的横突——寰椎、枢椎、颈 3、颈 4 的横突，肌纤维向后下稍外方，止于肩胛骨上角和肩胛骨脊柱缘的上部，也就是小菱形肌上边。肩胛提肌能把我们肩膀往上提，也就是耸肩。它的病变特征是耸肩困难，或者过度耸肩。治疗可以用针刺或者点穴肌肉起止点，治疗部位在肩胛骨上角或者肩胛冈上区水平肩胛骨脊柱缘。如果疼痛在脖子的两边，就可以针刺肩胛骨上角或者肩胛冈上区水平肩胛骨脊柱缘；如果是肩胛骨那一端疼痛，针颈 1～4 的夹脊穴或者横突部位就可以了，横突部位相当于在太阳膀胱经上。

十六、上后锯肌

上后锯肌是在大菱形肌的下边，因为形状就像锯齿一样，所以叫锯肌。上后锯肌起于项韧带下部以及第 7 颈椎和第 1、2 胸椎棘突，肌纤维斜向外下方，止于第 2～5 肋骨角的外侧面。大家注意这块肌肉，它是起自上边斜向下行，起于项韧带下部的止于第 2 肋，起于颈 7 棘突的止于第 3 肋，如此类推，所以起点和止点相差 3 个肋骨。等我们讲完后，你们可以自己回去查查，几乎每一个椎体都要和其他肋骨以及椎体发生联系，只不过联系的方式不一样，这种肌肉联系是最直接的联系。因为上后锯肌收缩的时候，肋骨是往上提的，所以它的病变特征就是吸气困难以及颈部和背部的疼痛。治疗针刺大椎、胸 1 棘突下和胸 2 棘突下就可以了。上后锯肌止点这边不扎，因为这块儿是在肩胛下，如果扎也只能斜刺，但是没有必要，这边疼的时候可用的穴位多了，没必要扎肩胛下增加难度。

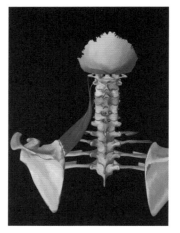

图 5-13　肩胛提肌

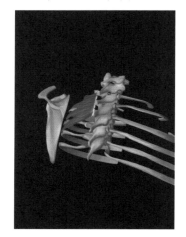

图 5-14　上后锯肌

十七、头夹肌

头夹肌起于项韧带下半部、第 7 颈椎及第 1 ~ 3 胸椎棘突，止于乳突近脊柱侧枕骨部位。它的病变特征是：①病侧头夹肌无力时，头不能转向病侧。②病侧头夹肌痉挛时，头转向病侧。③双侧头夹肌无力时，头颈后仰困难。④双侧头夹肌痉挛时，头颈后仰，就老是仰着个头。治疗可以用针刺、点穴或者艾灸的方法，治疗部位在颈 3 ~ 胸 3 棘突或乳突近脊柱侧枕骨部位。如果乳突近脊柱侧枕骨部位疼，在颈 3 ~ 胸 3 棘突上任何一个地方扎针可能都会起到作用，棘突相对比较表浅，也可以点穴。如果是颈部和胸部棘突部位疼的话，只需要在乳突近脊柱侧枕骨部位扎一针就不疼了，这个部位比较深，点穴不容易到达，只能用针。

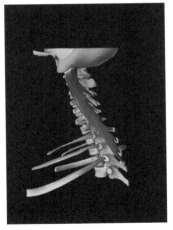 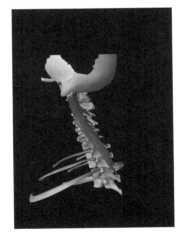

图 5-15　头夹肌

十八、颈夹肌

颈夹肌起于第 3 ~ 6 胸椎棘突，止于第 1 ~ 3 颈椎的横突。颈夹肌这个肌肉比较长，起于下，止于上，而刚才上后锯肌起于上，止于下。总而言之，椎体和椎体、椎体和肋骨之间都是有联系的。

它的病变特征与头夹肌是一样的：①病侧颈夹肌收缩无力时，头转向同侧困难。②病侧颈夹肌痉挛时，头转向同侧。③双侧颈夹肌收缩无力时，头颈后仰困难。④双侧颈夹肌痉挛则头颈后仰。如果出现上颈部颈1～3椎体横突的疼痛，就针第3～6胸椎的棘突下；如果是第3～6胸椎体棘突下这一段疼痛，可以针第1～3颈椎的横突，也就是夹脊穴再偏外一点。

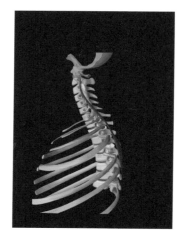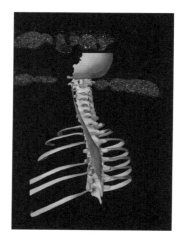

图 5-16　颈夹肌

十九、头半棘肌

头半棘肌起于颈3～胸6椎体的横突，肌束从下往上逐渐合并，然后越合越粗，最后止于枕骨上项线和下项线之间。所以我们针风池穴、天柱穴这些位于枕骨上项线的穴位可以治疗颈胸部的疼痛，跟头半棘肌这条肌肉是有关系的。它的病变特征是仰头困难或者低头异常，治疗可以在颈3～胸6椎横突对应的膀胱经内侧线上穴位，以及枕骨上项线和下项线之间针刺。

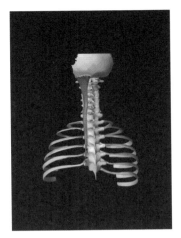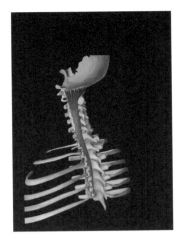

图 5-17　头半棘肌

二十、头上斜肌

头上斜肌是个小肌肉，起于寰椎横突，止于枕骨上项线之下。它的病变特征是肌肉病变侧上颈部疼痛以及头部旋转异常。治疗可以选寰椎横突端，也就是风池穴下方 1 寸，也可以针风池穴。

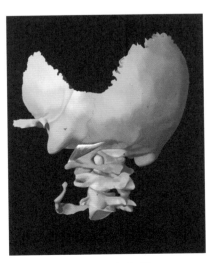

图 5-18　头上斜肌

二十一、头下斜肌

头下斜肌起于枢椎棘突，止于寰椎横突。它的病变特征是病变侧头下斜肌疼痛，也就是枕部再往下一点疼，同侧转头困难。治疗针刺寰椎横突或枢椎棘突就可以了。

大家怎么能摸到枢椎的棘突？我们从枕骨往下摸，能摸到的第一个突出，就是枢椎的棘突，寰椎是没有棘突的。颈椎的棘突不像胸椎的，颈椎的棘突是分叉的，摸上去是两个，所以针刺的时候偏一边就可以了，当然位置比较表浅，也可以点穴治疗。

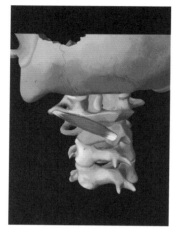

图 5-19　头下斜肌

大家可以看头上斜肌和头下斜肌的起止点，我们只要针刺寰椎横突这个部位，就可以治疗从枕骨一直到颈 2 棘突的疼痛。

二十二、头后大直肌

头后大直肌起于枢椎棘突，止于下项线下方枕骨外侧部分，也就是乳突和风府正中间，相当于风池穴这个部位。它的病变特征是病变侧头后大直肌疼痛、头向患侧歪曲或病变侧头部转动困难。治疗就是远离疼痛部位针刺起止点，治疗部位在枢椎棘突旁或风府。

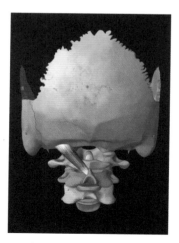

图 5-20　头后大直肌

二十三、头后小直肌

头后小直肌，这跟刚才头后大直肌相比更靠近正中间。头后小直肌起于寰椎后弓上的粗隆，止于下项线枕部中央部分。它的病变特征是仰头时头后小直肌疼痛，治疗就是针刺寰椎后弓上的粗隆，或者风府旁0.5寸。

头部的肌肉就讲这么多。总而言之，大家要知道头部这些肌肉之间的互相联系还是很广泛的。

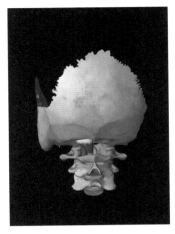

图 5-21　头后小直肌

第二节　关节疾病

颈椎关节病

这一章的关节疾病主要就是颈椎关节病。颈椎关节病的特点就是颈部疼痛僵硬，所以当颈部疼痛僵硬的时候，要考虑颈椎关节及其周围组织的病变。治疗可以选用大椎穴加颈部太极操。如果颈部关节活动时嘎嘣嘎嘣响，或者是感觉到里面有声音，或伴随僵硬，你就针上大椎，也可以再加上风府，然后让病人来回转动脖子去找疼痛点。如果病程短，那个响声往往迅速就能缓解，当然有的太顽固那就不能很快缓解。

颈部太极操总共五步。第一步是头顶画圈。想象百会上有一支笔，在天花板上画圈，画圈的幅度分小中大，由小到大，每个幅度都顺画3圈，倒画3圈，也就是画9个圈。第二步是鼻尖在垂直面上画圈，还是小中大三种幅度，也是顺 3 倒 3 地画圈。第三步就是下巴在 45° 角上画圆，就像看书一样，也是小中大幅度，顺 3 倒 3 地画圈。第四步就是想象颈椎中间（喉结处）绕着垂直的中轴画圈，就像跳新疆舞一样，幅度和圈数和前面一样。第五步就是转肩膀，使肩关节环绕，肩膀往前转 9 个，再往后转 9 个，能转多大就转多大。颈部转动要求速度要慢，幅度循序渐进，根据自身情况调整幅度大小。一套颈部太极操做下来基本上是 4 分钟时间。如果病人针刺完后能够每天坚持至少做 6 遍，那他的疗效就会巩固得非常好。如果病人怕针，单纯做颈部太极操效果也是很好的。如果想见效快，就要再加上针刺。

第六章

肩背臂部运动功能单元疾病

下面我们讲颈肩臂运动功能单元疾病，主要是前臂和上臂的功能单元疾病。

第一节　肌肉与肌腱疾病

一、背阔肌

首先我们来看背阔肌。背阔肌的起点是 7 ~ 12 胸椎棘突、胸腰筋膜、髂嵴和下 3 ~ 4 肋，止于肱骨小结节嵴。大家一定要记住它止于肱骨小结节嵴。背阔肌起于胸 7 一直到骶髂部这么一大片范围，然后止于肱骨小结节嵴。经常有病人来说腰疼、背疼、骶部疼，我就在他胳膊上来一针，针上后让他活动腰背找痛点，立即就不疼了。病人以及跟我出诊的学生都觉得咋胳膊扎一针腰背不疼了？其实就是根据背阔肌来选的穴位。肱骨小结节嵴如何来定位？把肱骨大概分成

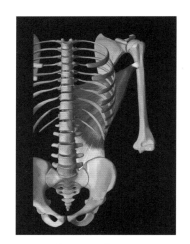

图 6-1　背阔肌

五份，肱骨小结节嵴就是肱骨前面上 1/5 内侧下边。当天冷不便于在腰背部扎针的时候，就可以在这儿扎。

背阔肌的病变特征：①腰背肩疼痛，上臂伸展困难。这里指的是抬胳膊后会加重的这种腰背疼痛，不是所有的腰疼。②腰背肩疼痛，上臂内收困难。③腰背肩疼痛，内旋肱骨困难，因为背阔肌止于肱骨内侧，所以胳

膊内收或内旋时也觉得后背不舒服。④腰背肩疼痛，攀爬困难，像引体向上也不行。治疗就是针刺、点穴或按摩至阳至腰俞的所有棘突下或髂嵴。如果是肱骨小结节嵴这边疼得厉害，你就从起点处来选穴。我记得上次有个病人肩膀疼，我在胸腰筋膜上给他扎了两针，胳膊马上就不疼了。

大家注意，如果你们有这个功能单元思想的话，就知道针背阔肌的起点不仅仅能治疗肱骨小结节嵴那一点的疼痛，其实它还能治疗整个肩关节的疼痛以及肩背部疼痛。所以你们要记住了，背阔肌的用途很广，针背阔肌的起点，可以治疗整个肩关节疼痛及肩背痛；针背阔肌止点，可以治疗腰背部痛。

二、胸大肌

胸大肌起自锁骨内侧半（锁骨的胸骨端为内侧，内侧半即胸骨端到锁骨中点）、胸骨和第 1 ~ 6 肋软骨，止于肱骨大结节嵴，就是刚才背阔肌止点的外侧。它的病变特征是广泛胸前肩臂疼痛，治疗可以在锁骨内侧半、胸骨、第 1 ~ 6 肋软骨以及肱骨大结节嵴处针刺、点穴或热敷。肱骨大结节嵴在肱骨前面上 1/5 下段偏外侧，在这一段针两针就可以治疗胸痛，注意要针到骨膜上。我们经常治疗肩膀疼的时候也会取胸大肌胸骨端、锁骨端，这个地方表浅，更适合点穴。

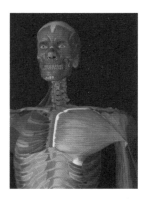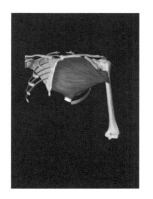

图 6-2　胸大肌

三、三角肌

三角肌起自锁骨的外侧段、肩峰和肩胛冈，肌束逐渐向外下方集中，止于肱骨三角肌粗隆。它的病变特征就是肩关节外展困难，肩关节前屈旋内困难和肩关节后伸旋外困难。治疗就是远离痛点针刺起止点，针刺锁骨外侧段，肩峰、肩胛冈外侧段以及三角肌粗隆。

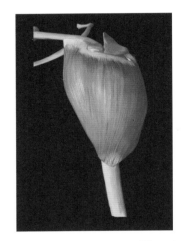
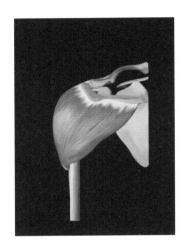

图 6-3　三角肌

四、胸小肌

胸小肌起自第 3 ~ 5 肋骨，止于肩胛骨的喙突。大家一定要记住，肩胛骨喙突是一个非常重要的部位。胸小肌有病的时候，就是胸前区及肩部疼痛，而且胸前区疼在 3、4、5 肋这些地方疼的比较明显，肩部是喙突这个地方疼痛明显。治疗方法是针刺或点穴病变侧第 3 ~ 5 肋骨末端、肩胛骨喙突。

肩胛骨喙突像个鸟嘴一样，从肩胛骨上方往前伸出来，大家可以摸一下，在锁骨下面，从肱骨头前面往内侧摸，会摸到往前突出的这个骨头。

肩胛骨喙突很重要，因为这里不仅是胸小肌的止点，胸大肌还跨过胸小肌到肱骨大结节嵴，所以有的时候胸痛也不用扎针，就在这点穴立即就不疼了。肩胛骨喙突这里点穴或者扎针都很方便，不仅能治胸前和肩膀的疼痛，一会儿还会讲到能治前臂的疼痛。

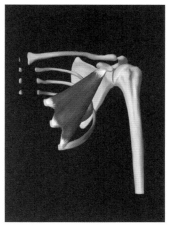

图 6-4　胸小肌

五、冈上肌

冈上肌起自肩胛骨冈上窝，肌腱在喙突肩峰韧带及肩峰下滑囊下面、肩关节囊上面的狭小间隙通过，然后止于肱骨大结节上部。因为这个肌肉一收缩，肩膀就往外伸，所以它的病变特点是上臂外展时冈上肌疼痛，就是一抬胳膊觉得肩胛冈上方疼。治疗就是针刺或点穴，治疗部位在肩胛冈上窝或肱骨大结节上部（肩髃穴后 0.5cm）。

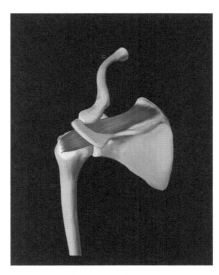

图 6-5　冈上肌

六、冈下肌

冈下肌起于冈下窝，肌束向外经肩关节后面，止于肱骨大结节的中部，止点基本上就是肩髃穴后 1cm 的部位。它的病变特征是肩胛冈下区疼痛，或上臂外旋、内收、后伸困难伴冈下肌痛，只要有这块肌肉有问题，上臂外旋、内收、后伸会出现疼痛。治疗就是远离疼痛部位针刺或点穴，治疗部位在肩胛骨脊柱缘冈下肌起点处或者肩髃后1cm 处。冈下肌也是在临床治疗上常用到的肌肉。

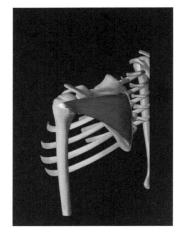

图 6-6　冈下肌

七、小圆肌

小圆肌起于肩胛骨腋窝缘上 2/3 背面，止于肱骨大结节下部。它的病变特征是上臂外旋和内收困难，患肢肩后部酸胀不适，患肢搭于对侧肩上时，肩胛骨外缘可触及小圆肌紧张度增高并有压痛或者条索，压之酸胀明显，并向上肢放射，肱骨大结节后下部压之酸痛。治疗就是在肩胛骨腋窝缘上 2/3 背面或者在肱骨大结节下部扎针，这两个地方都比较表浅，也可以点穴。

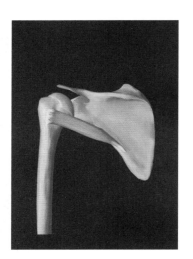

图 6-7　小圆肌

八、大圆肌

大圆肌起于肩胛骨下角背面，比刚才小圆肌起点要低一点，止于肱骨小结节嵴，这跟背阔肌的止点重叠了。它的病变特征是肩关节内旋、内收以及后伸时肩后疼痛。治疗就是从起止点给它扎针或点穴，治疗部位在肩胛骨下角背面、肱骨小结节嵴。如果整个肩、背、腰及胸部疼痛，你在肱骨前面上 1/5 这一块儿扎上两针、三针，整个肩背腰部和胸部的痛就能全部解决，所以以前我把这儿命名为腰背穴，但是现在我觉得没有必要那么命名。如果那样命名的话，穴位名称就太多了，知道它的起止点就可以了。

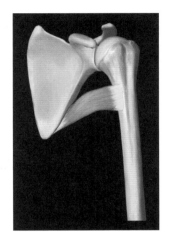

图 6-8　大圆肌

九、肩胛下肌

肩胛下肌，这个肌肉要给大家要强调一下，大家很容易忽略这块肌肉，而且这种肩胛痛大家很难治好，其实很容易！这几天都有这种肩胛痛的病人来找我治疗，一针下去，几分钟后疼痛就没了。

刚才咱们讲的冈上肌、冈下肌、大圆肌、小圆肌，都是在肩胛骨的背面或者侧面，但是肩胛下肌是位于肩胛骨的前面。肩胛下肌呈三角形，起自肩胛下窝，肌束向上经肩胛关节的前方，止于肱骨小结节。它的病变特征是肩胛下疼痛，肩关节内收时肩胛下疼痛，上臂旋内肩胛下疼痛。治疗是在肩胛下或肱骨小结节（肩髃前 0.5cm）处针刺。经常有病人说肩胛缝里痛，肩胛骨按着不痛，就是肩胛骨前边痛，这种情况往往就是肩胛下肌疼痛，如果是肩胛骨外面或侧面疼痛，一按会痛。但是因为肩胛下肌是在骨头前边，根本按不着，就是老觉得那儿痛。这时只要在肩髃穴前0.5cm垂直针一两针，针上去让病人活动肩胛骨就不痛了。临床上肩胛下疼痛吃药效果可差了，但是针灸效果非常好。大家要记住了。

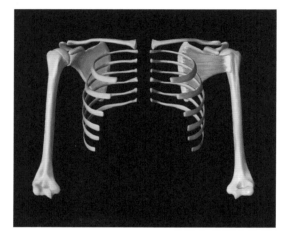

图6-9 肩胛下肌

十、肱二头肌短头

肱二头肌短头起于肩胛骨喙突，止于桡骨粗隆和前臂腱膜。刚才让大家要记住喙突这个部位，就是因为好多肌肉都跟它相关。它的病变特征是前臂在肘关节处屈曲和旋外困难，伴有肱二头肌内侧疼痛或无力。治疗要远离疼痛部位针刺，治疗部位在桡骨粗隆，也可以针刺尺泽或者肩胛骨喙突处。如果既有胸痛又有胳膊痛，哪个穴位都不用取了，就在肩胛骨喙突这顺着揉几下，倒着揉几下，然后再动，胸和胳膊就都不痛了。所以肩胛骨喙突是一个非常重要的穴位。

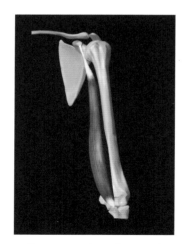

图6-10 肱二头肌短头

十一、肱二头肌长头

肱二头肌长头是起于肩胛骨盂上粗隆，就是在喙突后面，止于桡骨粗隆和前臂腱膜。它的病变特征是屈肘及前臂旋后困难伴肱二头肌外侧疼痛或无力。治疗可以针刺桡骨粗隆或者肩胛骨盂上粗隆处。如果要针刺盂上粗隆，靠着喙突的上缘往后扎，就正好能扎到盂上粗隆，因为这个地方比较深，所以只能用针不能点穴了。但是在桡骨粗隆这一块儿点穴治疗盂上粗隆这一段的疼痛是可以的。

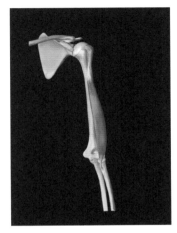

图 6-11　肱二头肌长头

十二、喙肱肌

喙肱肌起于肩胛骨喙突，止于肱骨内侧 1/2（与三角肌止点对应）。喙肱肌上端位于肱二头肌和肱三头肌之间，在大臂上举时能看到喙肱肌。大家看，这块肌肉还是起于喙突，所以咱们要强调它。它的病变特征就是肩关节屈曲、内收困难伴疼痛或无力。治疗部位在喙突或者是上臂内侧中点与肩髃相对处，远离疼痛部位。

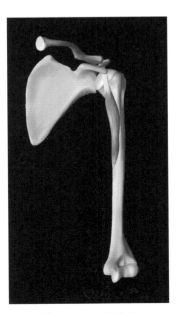

图 6-12　喙肱肌

十三、肱三头肌外侧头

这是上臂后边的肌肉了，上臂后侧是有肱三头肌。肱三头肌外侧头是起自肱骨后面桡神经沟的外上方，止于尺骨鹰嘴。它的病变特征是伸肘关节困难伴肱三头肌外侧头疼痛或无力，治疗就是针刺肱骨后面外上方处、尺骨鹰嘴，原则是远离痛点。

大家看图6-13，外侧头的止点好像不在尺骨鹰嘴，是因为肱三头肌的三个头都要通过肌腱才能止于尺骨鹰嘴，所以当上臂后边儿疼的时候，针尺骨鹰嘴就可以了。中医的天井穴下就是肱三头肌肌腱，当肱三头肌起点处不适时就可以针刺这里。

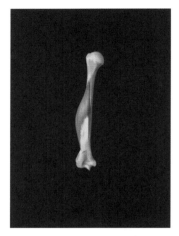

图 6-13　肱三头肌外侧头

十四、肱三头肌中间头

肱三头肌中间头是起自肱骨后中段，止于尺骨鹰嘴。它的病变特征是伸肘关节困难伴肱三头肌中间头疼痛或无力，也就是上臂后边疼痛，伸肘关节的时候疼痛厉害。治疗还是远离痛点针刺，治疗部位在肱骨后中段处、尺骨鹰嘴处。

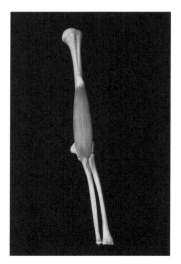

图 6-14　肱三头肌中间头

十五、肱三头肌长头

大家看肱三头肌长头已经跨过肩关节了，起自肩胛骨关节盂的下方，止于尺骨鹰嘴。它的病变特征是肩关节后伸、内收困难时，伴腋后壁深处疼痛或上臂后内侧疼痛。治疗就可以远离痛点，针刺或点穴尺骨鹰嘴处或肩贞。

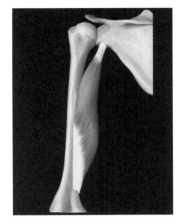

图 6-15　肱三头肌长头

第二节　关节疾病

肩关节周围炎

这章的关节疾病主要指的是肩关节周围炎，涉及的肌肉刚才咱们都讲过了。肩关节周围炎的病变特征：①肩部疼痛。局部阵发性疼痛逐渐加剧，呈钝痛或刀割样痛，逐渐呈持续性，也就是整天都疼，只不过就是一阵一阵加重，尤其是在气候变化或劳累时疼痛加重；疼痛可以向颈项及上肢（特别是肘部）扩散，因为肩关节上边连着颈项，下边连着上臂，所以它可以扩散；疼痛呈现昼轻夜重的特点，到晚上疼得厉害。②肩关节活动受限。因为是肩关节出问题了，所以它各个方向的活动均可受限。③怕冷。这类人特别怕冷，昨天还有一个病人说稍微有一点风他的肩关节就受不了，其实是因为他肩关节有病了才受不了，并不是因为那一点点风给他吹出来的病。④局部压痛。多数病人在肩关节周围可触到明显的压痛点，这个很重要。如果肩膀痛，压上去却没有一个痛点，活动还不受影响，那这个问题根本就不在肩关节，很可能在颈椎。所以局部有压痛以及关节活动受限是它的特征。如果没有这两个特征，肩膀再疼也不能给人家诊断肩周炎。⑤肌肉痉挛与萎缩。如果病变久了以后，由于肩膀老不动，肌肉就可以出现萎缩。

治疗方法：①压痛点用艾灸。你摸到哪儿疼，就在那儿给他用艾灸。②遵从涉及肌肉就选择远离疼痛部位的起止点的原则。不要在疼痛的部位扎针，但是要在疼痛的部位做艾灸。③肩八针。紫宫透玉堂（任脉上）、筋缩、髂嵴顶部、臂臑、冈上肌起点、肩胛骨下角、尺泽、天井，这是我总结出来的"肩八针"。筋缩和髂嵴顶部是背阔肌上的穴位，所以能治疗肩周炎。你可以同时扎上这几个穴位，也可以同时艾灸，但是要记住，扎上去以后要保持静态，起完针再动。

第七章

臂肘部运动功能单元疾病

第一节　肌肉与肌腱疾病

　　肱二头肌、肱三头肌也属于臂肘部运动功能单元，但是因为我们前面讲过了，就不再讲了。

一、肱肌

　　肱肌起于肱骨前面下半部分，止于尺骨粗隆和冠突。它的病变特征是肘关节屈曲困难时伴有肱肌疼痛或无力。治疗部位在手五里（曲池上 3 寸处）垂直进针，或曲泽（肘横纹中当肱二头肌腱的尺侧缘）下 1 寸。

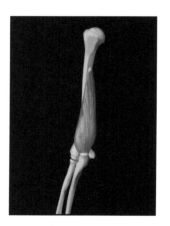

图 7-1　肱肌

二、肱桡肌

　　肱桡肌起于肱骨外上髁上缘的近端 1/3，止于桡骨茎突底部外侧。肱桡肌的病变特征是前臂屈伸困难，伴肱桡肌疼痛或无力，治疗就是远离疼痛部位针刺或点穴肌肉起止点，治疗部位在列缺、肱骨外上髁近端 1/3 处。

　　上午有学员提到，治疗一个桡骨茎突外侧疼痛的病人，按照纬脉理论针刺颈 5 夹脊穴以后就缓解了，但是过几天病人疼痛就又

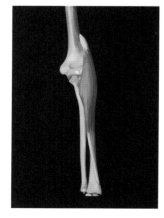

图 7-2　肱桡肌

犯了。如果是这样，除了针刺，还应该教他做肘部和腕部太极操来巩固疗效。肘部太极操就是固定肩关节和腕关节，转肘关节，顺转9个，倒转9个。然后做腕部太极操，固定肩关节和肘关节，转腕关节，也是顺转9个倒转9个。病人马上不疼了并不意味着就彻底好了，因为人生病就是不良生活方式导致的。如果不改变不良生活方式，疼痛还得犯，所以并不是你给病人针完不疼了就永远好了。医生不要自责，如果病人的疗效不稳定，是因为你没有把巩固疗效的方法教给他。

三、桡侧腕长伸肌

大家一定要记住肱骨外上髁，这又是一个非常重要的区域，几乎所有的伸肌都是起于这里的。桡侧腕长伸肌起于肱骨外上髁，止于第2掌骨底手背侧。它的病变特征：①桡侧腕关节外展、背伸困难，伴桡侧腕长伸肌疼痛或无力。②肘关节伸展困难，伴桡侧腕长伸肌疼痛或无力。如果具备这个特征，你就可以确定是桡侧腕长伸肌的问题。治疗的时候也是远离疼痛部位针刺，治疗部位在第2掌骨底手背侧、肱骨外上髁。因为这两个地方都很表浅。所以点穴是可以的，针刺也不需要多深。

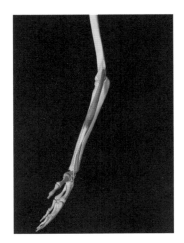

图 7-3　桡侧腕长伸肌

今天有同学提议每一个部位都应该讲一讲针刺的深度。这个有时候不好讲，人有胖有瘦，尤其是背部差异很明显，年龄也有大有小，大家需要在临床中实践学习，实际上你跟师学一次就都知道了，有时候光说是没有用的。

各论 · 第七章　臂肘部运动功能单元疾病

四、指伸肌

指伸肌还是起自肱骨外上髁，止于第2～5手指中节底[①]、末节底手背侧。大家注意，末节就是手指最远端的这一节指骨，底部就是指骨近侧，也就是近心端。伸指头的时候中节和末节指骨同时伸开，就是因为指伸肌在起作用。

指伸肌的病变特征：①伸腕疼痛或无力，伴指伸肌疼痛或无力。因为指伸肌是跨手腕的，所以可以出现伸手腕困难。指伸肌疼痛或无力，也就是前臂背面偏桡侧这一块儿疼痛或无力。②掌指关节背伸疼痛或无力，伴指伸肌疼痛或无力。③近端指关节背伸疼痛或无力，伴指伸肌疼痛或无力。④远端指关节背伸疼痛或无力，伴指伸肌疼痛或无力。⑤手指外展疼痛或无力。

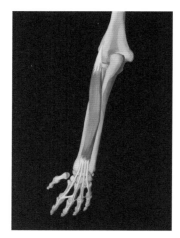

图 7-4　指伸肌

治疗还是远离痛点针刺或点穴，治疗部位是肱骨外上髁、第2～5手指末节底手背侧、第2～5手指中节底手背侧。所以如果伸腕疼痛或无力伴指伸肌疼痛或无力，在肱骨外上髁，或2～5手指中节/末节底手背侧针刺就可以了。如果指关节背伸疼痛或无力、指伸肌疼痛或无力，可以针刺肱骨外上髁，针上后转肘，转手腕，活动指关节，指关节就不疼了。

五、桡侧腕短伸肌

桡侧腕短伸肌起自于肱骨外上髁，止于第3掌骨底手背侧。这块肌肉

---

① 注：指骨和趾骨均属于长骨，分为底、体、小头三部。近节指骨底为卵圆形凹陷的关节面，与掌骨小头相关节。

还是起自肱骨外上髁，所以我一直说大家一定要记住肱骨外上髁，这是一个很关键的部位。

它的病变特征是：①腕关节背伸困难伴桡侧腕短伸肌疼痛或无力。②桡腕关节外展困难伴桡侧腕短伸肌疼痛或无力。③肘关节伸展困难伴桡侧腕短伸肌疼痛或无力。治疗还是远离痛点针刺或点穴肌肉起止点，治疗部位是肱骨外上髁，或第3掌骨底手背侧。

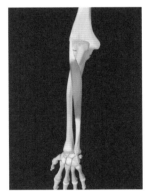

图 7-5　桡侧腕短伸肌

六、尺侧腕伸肌

刚才讲的都是上臂桡侧的肌肉，这块儿是尺侧的肌肉。尺侧腕伸肌还是起于肱骨外上髁，止于豌豆骨和第5掌骨底手背侧。因为它在上臂尺侧，并且跨过腕关节，所以它有病的时候可以出现腕关节内收困难或者伸腕困难，同时伴有尺侧腕伸肌疼痛或无力。治疗还是远离痛点在起止点针刺或取穴，治疗部位在肱骨外上髁、第5掌骨底手背侧。

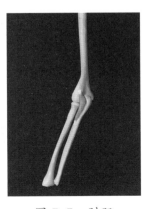

图 7-6　尺侧腕伸肌

七、肘肌

肘肌还是起于肱骨外上髁，止于尺骨鹰嘴以下尺部的外侧面。前面咱们讲了，肱三头肌是止于尺骨鹰嘴，肘肌止于它下面。肘肌的病变特征就是肘关节伸直困难，伴肘肌疼痛无力，也就是胳膊肘伸不直。治疗方法是针刺肱骨外上髁后侧。

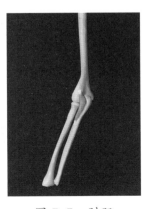

图 7-7　肘肌

八、小指伸肌

我们的小指是可以单独背伸的，因为单独有一条肌肉支配小指的背伸运动。小指伸肌还是起自肱骨外上髁，止于小指中节、末节底背侧。它的病变特征就是小指背伸困难伴小指伸肌疼痛或无力。治疗还是远离痛点在肌肉起止点针刺或者点穴，治疗部位在肱骨外上髁和小指中节、末节底背侧。

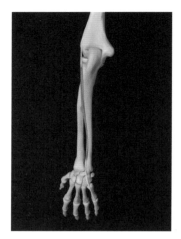

图 7-8　小指伸肌

九、旋后肌

旋后肌还是起自肱骨外上髁和尺骨外侧缘上部，止于桡骨近端 1/3 外侧。它的作用是使前臂旋后，所以它的病变特征是前臂旋后困难伴旋后肌疼痛或无力。治疗还是远离痛点针刺或点穴，治疗部位在肱骨外上髁、尺骨外侧缘上部、桡骨近端 1/3 处。因为起止点离得比较近，一般我们也很少这么选穴位，选一个远端的会更好一些。

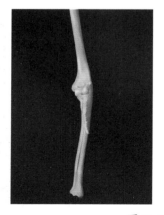 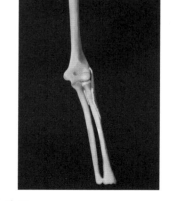

图 7-9　旋后肌

十、旋前圆肌

　　注意从这儿开始，肌肉的起点变了，是肱骨内上髁。这又是必须记的一个部位，也是非常重要的。

　　旋前圆肌起于肱骨内上髁、前臂筋膜，止于桡骨体中部前外侧。旋前圆肌收缩可以屈肘和使前臂旋前，所以它的病变特征是屈肘和前臂旋前困难伴旋前圆肌疼痛或无力。治疗时要远离疼痛部位针刺或点穴，治疗部位在肱骨内上髁、桡骨外侧中部前外侧。

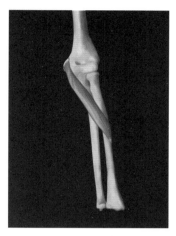

图 7-10　旋前圆肌

十一、桡侧腕屈肌

　　刚才讲的都是伸肌，现在开始讲屈肌。屈肌全部起于肱骨内上髁，伸肌全部起于肱骨外上髁，这个是要记住的。

　　桡侧腕屈肌也是起自肱骨内上髁及前臂筋膜，止于第 2、3 掌骨底掌侧（长骨近侧端为底，中部为体，远侧端为头，掌骨底即为掌骨近端）。它的病变特征：①腕屈困难伴桡侧腕屈肌疼痛或无力。因为前臂不光只有这一块肌肉，而是有很多肌肉的啊，如果不知道到底是不是这块肌肉的问题，所以你就要仔细地看它的走向，把它记得很熟才能很清晰地作出判断。②手外展困难伴桡侧腕屈肌疼痛或无力。治疗远离疼痛部位针刺或点穴，治疗部位在肱骨内上髁以及第 2、3 掌骨底掌侧，大

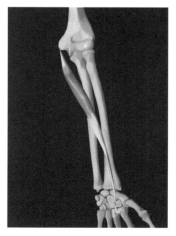

图 7-11　桡侧腕屈肌

概是攥拳头时中指尖的位置。

十二、掌长肌

掌长肌也是起于肱骨内上髁、前臂筋膜，止于掌腱膜。它的病变特征是屈曲前臂或屈腕困难，伴掌长肌疼痛或无力。治疗也是远离疼痛部位针刺或点穴，治疗部位是肱骨内上髁、掌心，也可以取劳宫穴。

十三、尺侧腕屈肌

尺侧腕屈肌也起自肱骨内上髁、前臂筋膜，止于豌豆骨、第5掌骨底掌侧，整个这一块肌肉是在尺侧，所以它收缩就能屈腕和使手掌内收。它的病变特征是屈腕手掌内收困难伴尺侧腕屈肌疼痛或无力。治疗也是远离痛点针刺或点穴起止点，治疗部位是肱骨内上髁、豌豆骨或第5掌骨底掌侧。大家可以自己摸一下，在腕掌横纹掌面尺侧能摸到一个突出来的骨头，这个突出的骨头就是豌豆骨，大家自己体会一下。

十四、指浅屈肌

指浅屈肌的起点就比较多了，起自肱骨内上髁和尺骨上段、桡骨中段掌侧，止于第2～5指中节指骨底掌侧。它的病变特征是屈指屈腕困难伴指浅屈肌疼痛或无力。治疗方法还是远离痛点针刺或点穴，治疗部位在肱

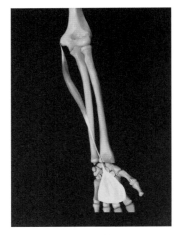

图 7-12　掌长肌

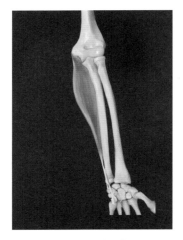

图 7-13　尺侧腕屈肌

骨内上髁，桡骨中段掌侧、第 2 ～ 5 指中节
指骨底掌侧。我们也可以扎桡骨下段指浅屈
肌肌腱处，它既可以治疗 2 ～ 5 指节的疼
痛，也可以治疗前臂、肘部的疼痛。所以在
临床上治疗像这种肌腱很长的肌肉疾病，我
们经常会选择肌腱来治疗。

十五、指深屈肌

刚才那是在浅面的肌肉，这是深部的肌
肉。指深屈肌起自于尺骨近侧端前面及骨间
膜上部，止于第 2 ～ 5 指末节指骨底掌面。
它的病变特征就是：①第 2 ～ 5 指指骨间
关节屈曲困难伴指深屈肌疼痛或无力。②第
2 ～ 5 指掌指关节屈曲困难伴指深屈肌疼痛
或无力。③腕关节屈曲困难伴指深屈肌疼痛
或无力。治疗方法是远离痛点针刺或点穴，
治疗部位在尺骨近侧端前面、骨间膜上部、
第 2 ～ 5 指末节指骨底掌面。

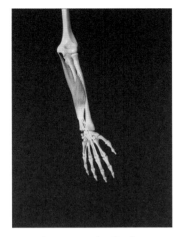

图 7-14　指浅屈肌

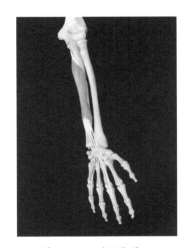

图 7-15　指深屈肌

第二节　关节疾病

肘关节病

下面我们就讲肘关节的病变。肘关节常见的病变就是肘关节的屈伸困难、疼痛、肿胀。治疗方法：①痛点艾灸或针刺。我们一直强调是要在痛点艾灸。以前大家是哪儿痛扎哪儿，扎阿是穴，而我们一般是尽量远离痛点的针刺，但是可以用艾灸。②喙突外侧、列缺、阳池、大陵。喙突外侧是喙突靠近肱骨头的那侧。为什么在这里扎针？因为这里是肱二头肌内侧头的起点。然后还可以针列缺、阳池、大陵。针刺上述穴位后，肘关节是可以活动的，要活动肘关节，这样肘关节就不怎么疼了。注意这里针刺后是可以活动的，刚才讲的"肩八针"是针上后不能动的。③配合肘部太极操。

第八章

前臂腕手部运动功能单元疾病

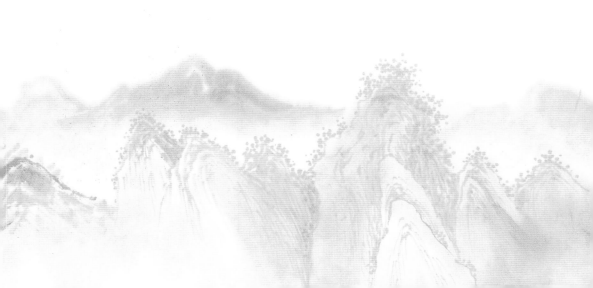

第一节　肌肉与肌腱疾病

一、拇长展肌

　　大家看，所有伸肌和展肌都在前臂的背侧。拇长展肌起自桡骨、尺骨的背面和前臂骨间膜，止于第1掌骨底外侧。它的病变特征是以桡骨茎突狭窄性腱鞘炎多见，又称桡骨茎突伸肌腱包裹综合征，拇长展肌腱鞘炎，主要表现为桡骨茎突疼痛，拇指外展时疼痛。治疗选取第1掌骨底外侧，也就是阳溪穴，针刺或者点穴都可以。如果桡骨茎突这个地方有腱鞘炎，疼痛，也可以热敷、艾灸。

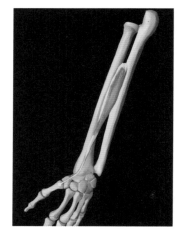

图 8-1　拇长展肌

二、拇长伸肌

　　拇长伸肌起于尺骨正中段背外侧及局部前臂骨间膜，止于拇指远节指骨底背侧。如果有时搞不清楚这个肌肉的起止点，你只要在运动时从那儿一摸，看看哪儿在动就能找到了。所以记不住不要紧，抓住这个窍门就找到了。它的病变特征是拇指伸展困难或腕部外展困难，同时伴拇长伸肌疼痛或无力。治疗还是要记住远离痛点的原则，针刺或点

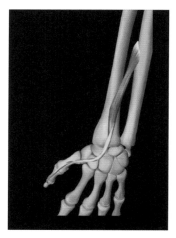

图 8-2　拇长伸肌

穴拇指远节指骨底背侧、尺骨中段背侧。前几天来一病人，脚腕扭伤、疼痛，针刺足大趾疼痛就能减轻，这跟手上的道理一样。

三、拇短伸肌

拇短伸肌起于桡骨远端和骨间膜，止于拇指近节指骨底背侧。它的病变表现：①桡腕关节外展困难伴拇短伸肌疼痛或无力。②拇指侧腕掌关节背伸困难伴拇短伸肌疼痛或无力。③拇指掌指关节背伸困难伴拇短伸肌疼痛或无力。治疗远离痛点针刺或者点穴，治疗部位在桡骨远端背侧（偏历穴、温溜穴）或拇指近节指骨底背侧。

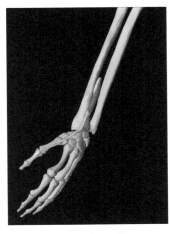

图 8-3　拇短伸肌

四、示指伸肌

示指伸肌起于尺骨背外侧中段 1/3 与下段 1/3 交界处及骨间膜，止于示指远节指骨底背侧。它的病变特征：①伸腕困难伴示指伸肌疼痛或无力。只要是跨过腕关节的肌肉都能够运动腕关节。②示指远端指间关节背伸困难伴示指伸肌疼痛或无力。③示指近端指间关节背伸困难伴示指伸肌疼痛或无力。④示指掌指关节背伸困难伴示指伸肌疼痛或无力。治疗仍是远离痛点针刺或点穴，治疗部位在尺骨背外侧中段 1/3 与下段 1/3 交界处及外关穴、支沟穴或示指远节指骨底背侧。

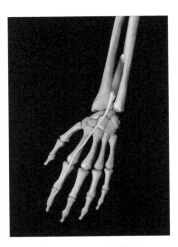

图 8-4　示指伸肌

五、拇长屈肌

拇长屈肌起于桡骨中段前面及附近的骨间膜，止于拇指远节指骨底掌面。这里也是这样，你如果不知道它起自于哪儿，你只要让拇指做屈曲运动就能摸到，然后下针就灵了。它的病变特征是：①拇指指关节屈曲困难伴拇长屈肌疼痛或无力。②第 1 掌指关节屈曲困难伴拇长屈肌疼痛或无力。治疗方法还是远离痛点针刺或点穴肌肉起止点，治疗部位是桡骨中段前面（孔最穴）、拇指远节指骨底掌面。

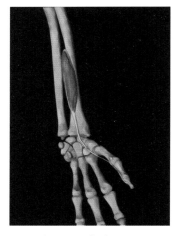

图 8-5　拇长屈肌

有关腕部相关的肌肉就这些，咱们总共讲了 5 个。

第二节　关节疾病

腕关节疼痛

这章的关节疾病就是整个腕关节的疼痛，它的表现就是腕关节疼痛、肿胀以及活动受限。腕关节疼痛治疗方法：①腕关节周围痛点艾灸、热熨、点刺放血，配合腕关节太极操。这是第一套治疗方案，挺简单的。②针刺或点穴肱骨内上髁、肱骨外上髁、十指末节底掌侧和背侧，配合腕关节太极操。因为有的屈肌或伸肌起于肱骨内、外上髁，跨过腕关节然后止于手指的，所以针刺肱骨内、外上髁同样可以治疗腕关节的疼痛和活动障碍，而且你针上肱骨内、外上髁以后，腕关节活动不受影响，不会增加痛苦，所以是非常方便的。还有就是在十指末节底掌侧和背侧针刺或点穴，也是不影响腕部的活动，这样腕关节疼痛就能迅速缓解。

第九章

手部运动功能单元疾病

第一节　肌肉与肌腱疾病

手部的小肌肉太多，我们列了 19 个，理解起来也比较容易些。

一、拇短展肌

拇短展肌起于屈肌支持带、舟骨和大多角骨，止于拇指近节指骨底桡侧。大家注意这个屈肌支持带，实际上就是腕横韧带，它就像手腕弄个腕带一样，手部屈肌的肌腱都全在它的控制之下，具有约束肌腱、防止肌腱滑脱的作用。它的病变特征就是拇指外展困难伴有鱼际疼痛或无力。治疗方法就是远离痛点针刺或者点穴，治疗部位是大陵穴外侧、拇指近节指骨底桡侧。

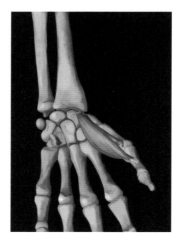

图 9-1　拇短展肌

二、拇对掌肌

拇对掌肌起于屈肌支持带、大多角骨，止于第1掌骨桡侧缘。它的病变特征是拇指屈曲困难伴大鱼际疼痛或者无力，治疗也是远离痛点针刺或点穴，治疗部位在大多角骨（太渊穴前0.5寸）、第1掌骨桡侧缘，也就是鱼际穴。

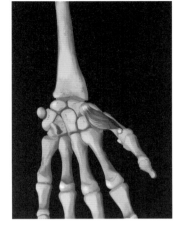

图9-2　拇对掌肌

三、拇短屈肌

拇短屈肌的浅头起于屈肌支持带、大多角骨，深头起于大多角骨、头状骨，止于第1指骨底掌侧和第1掌骨头掌侧，它是两个起点和两个止点，合起来是拇短屈肌。它的病变特征就是拇指屈曲困难伴大鱼际深部疼痛或无力。治疗方法是远离痛点针刺或点穴，治疗部位是大多角骨（太渊穴前0.5寸）、头状骨（大陵穴或拇指近节指骨底掌侧）。

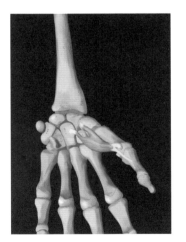

图9-3　拇短屈肌

四、小指展肌

小指展肌起于豌豆骨、屈肌支持带，止于小指近节指骨底尺侧。小指外展的幅度都比较小，但是还是可以外展的。那它的病变特征就是小指外展困难伴小指尺侧疼痛或无力。治疗也是远离痛点针刺或者点穴，治疗部位在豌豆骨尺侧，或小指近节指骨底尺侧。

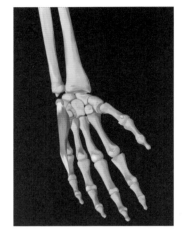

图 9-4　小指展肌

五、小指短屈肌

小指短屈肌起于钩骨钩、屈肌支持带，止于小指近节指骨底掌侧。大家看图 9-5，钩骨钩在第 4、5 掌骨底掌面近端，传统穴位腕骨穴就在第 5 掌骨基底与钩骨之间，大家可以自己摸摸体会一下。

它的病变特征就是小指掌指关节疼痛或屈伸困难，伴小指短屈肌疼痛或无力。治疗部位是钩骨钩、小指近节指骨底掌侧，远离痛点针刺或点穴。

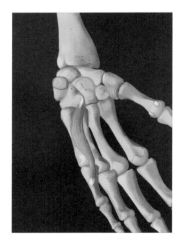

图 9-5　小指短屈肌

六、小指对掌肌

小指对掌肌也是起于钩骨钩及屈肌支持带，止于第5掌骨尺侧。它的病变特征是小指对掌困难伴小指对掌肌疼痛或无力。治疗方法是远离痛点针刺或点穴，治疗部位在钩骨钩、第5掌骨尺侧。这小肌肉你就不容易摸到它，可能需要硬记了。

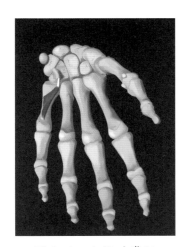

图 9-6　小指对掌肌

七、第4蚓状肌

下面这几块肌肉是蚓状肌，虽然写了这么多，但是实际上都是类似的肌肉。第4蚓状肌起于第4、5指深屈肌腱，它不是起于骨头上的，而是起于肌腱上的，止于第5指近节指骨的桡侧。它的病变特征是：①第5掌指关节屈曲困难，同时伴随第4蚓状肌疼痛或无力。②第5指指骨间关节伸展困难，同时伴随第4蚓状肌疼痛或无力。治疗也要远离痛点针刺或点穴，治疗部位在第4、5指深屈肌腱之间，也就是少府穴，或第5指近节指骨桡侧。

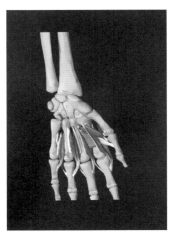

图 9-7　第4蚓状肌

八、第3蚓状肌

第3蚓状肌起于第3、4指深屈肌腱，止于第4指近节指骨桡侧。它的病变特征是：①第4掌指关节屈曲困难伴第3蚓状肌疼痛或无力。②第4指指间关节伸展困难伴第3蚓状肌疼痛或无力。治疗还是要远离痛点针刺或点穴，治疗部位在第3、4指深屈肌腱之间，或第4指近节指骨桡侧。

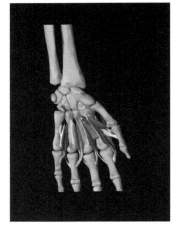

图9-8　第3蚓状肌

九、第2蚓状肌

第2蚓状肌起于第3指深屈肌腱，止于第3指近节指骨桡侧。它的病变特征是：①第3掌指关节屈曲困难伴第2蚓状肌疼痛或无力。②第3指指间关节伸展困难伴第2蚓状肌疼痛或无力。治疗也还是要远离痛点针刺或点穴，治疗部位在掌部第3指深屈肌腱桡侧、第3指近节指骨桡侧。

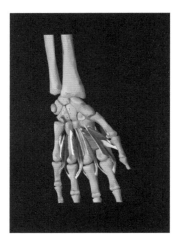

图9-9　第2蚓状肌

十、第 1 蚓状肌

第 1 蚓状肌起于第 2 指深屈肌腱，止于第 2 指近节指骨桡侧。它的病变特征是：①第 2 掌指关节屈曲困难伴第 1 蚓状肌疼痛或无力。②第 2 指指间关节伸展困难伴第 1 蚓状肌疼痛或无力。治疗方法是远离痛点针刺或点穴，治疗部位在掌部第 2 指深屈肌腱桡侧、第 2 指近节指骨桡侧。

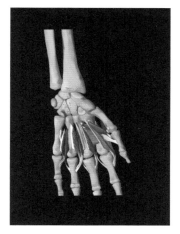

图 9-10　第 1 蚓状肌

十一、拇收肌

拇收肌这个比较特殊一点。拇收肌起于第 3 掌骨掌侧中段，止于拇指近节指骨底尺侧。它收缩能使拇指往其余四指靠拢，所以这个小肌肉还是应该记住的。它的病变特征：①拇指掌骨内收困难伴拇收肌疼痛或无力。②拇指掌指关节屈曲困难伴拇收肌疼痛或无力。治疗方法是远离痛点针刺或点穴，治疗部位在第 3 掌骨掌侧中段、拇指近节指骨底尺侧。

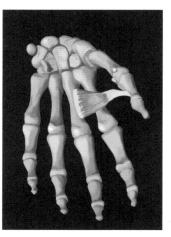

图 9-11　拇收肌

十二、拇斜收肌

拇斜收肌起于第 2、3 掌骨底掌侧，止于拇指近节指骨底尺侧。它的病变特征：①拇指掌骨内收困难伴拇斜收肌疼痛或无力。②拇指掌指关节屈曲困难伴拇斜收肌疼痛或无力。治疗方法是远离痛点针刺或点穴，治疗部位在第 2、3 掌骨底掌侧、拇指近节指骨底尺侧。

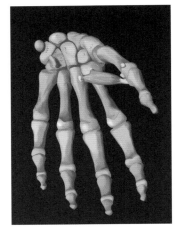

图 9-12　拇斜收肌

十三、第 1 背侧掌骨间肌

第 1 背侧掌骨间肌起于第 1 掌骨尺侧中段和第 2 掌骨桡侧中段，止于示指近节指骨桡侧中段。它的病变特征：①第 2 掌指关节屈曲困难伴第 1 背侧掌骨间肌疼痛或无力。②示指背伸外展困难伴第 1 背侧掌骨间肌疼痛或无力。治疗方法是远离痛点针刺或点穴，治疗部位在第 1 掌骨尺侧中段和第 2 掌骨桡侧中段、示指近节指骨桡侧中段。

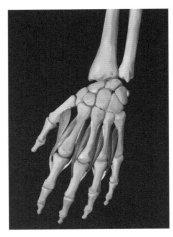

图 9-13　第 1 背侧掌骨间肌

十四、第 2 背侧掌骨间肌

第 2 背侧掌骨间肌起于第 2 掌骨尺侧中段和第 3 掌骨桡侧中段，止于中指近节指骨桡侧中段。它的病变特征：①第 3 掌指关节屈曲困难伴第 2 背侧掌骨间肌疼痛或无力。②中指背伸外展困难伴第 2 背侧掌骨间肌疼痛或无力。治疗方法是远离痛点针刺或点穴，治疗部位在第 2 掌骨尺侧中段和第 3 掌骨桡侧中段、中指近节指骨桡侧中段。

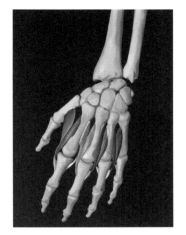

图 9-14　第 2 背侧掌骨间肌

十五、第 3 背侧掌骨间肌

第 3 背侧掌骨间肌起于第 3 掌骨尺侧中段和第 5 掌骨桡侧中段，止于中指近节指骨尺侧中段。它的病变特征：①第 3 掌指关节屈曲困难伴第 3 背侧掌骨间肌疼痛或无力。②中指背伸内收困难伴第 3 背侧掌骨间肌疼痛或无力。治疗方法是远离痛点针刺或点穴，治疗部位在第 3 掌骨尺侧中段和第 4 掌骨桡侧中段、中指近节指骨尺侧中段。

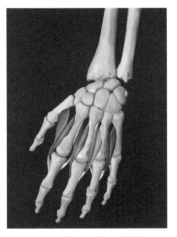

图 9-15　第 3 背侧掌骨间肌

十六、第4背侧掌骨间肌

第4背侧掌骨间肌起于第4掌骨尺侧中段和第5掌骨桡侧中段，止于无名指近节指骨尺侧中段。它的病变特征：①第4掌指关节屈曲困难伴第4背侧掌骨间肌疼痛或无力。②无名指背伸内收困难伴第4背侧掌骨间肌疼痛或无力。治疗方法是远离痛点针刺或点穴，治疗部位在第4掌骨尺侧中段和第5掌骨桡侧中段、无名指近节指骨尺侧中段。

这些背侧掌骨间肌，都是起于相邻两个掌骨的中段，止于近节指骨的中段。我要强调的是，第1、2背侧掌骨间肌收缩能使拇指、示指向中指靠拢，第3、4背侧掌骨间肌收缩的时候，无名指和小指也是向中间靠拢，所以我们的手指才都能往中间并。

十七、第1掌侧骨间肌

这几块掌侧骨间肌就更小了。第1掌侧骨间肌起自第2掌骨尺侧中段，止于第2指近节指骨底尺侧。它的病变特征：①示指内收困难伴第1掌侧骨间肌疼痛或无力。②第2掌指关节屈曲困难伴第1掌侧骨间肌疼痛或无力。③示指指骨间关节背伸困难伴第1掌侧骨间肌疼痛或无力。治疗方法是远离痛点针刺或点穴，部位在第2掌骨尺侧中段、示指近节指骨底尺侧。

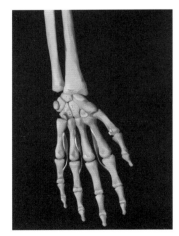

图 9-16　第 1 掌侧骨间肌

十八、第2掌侧骨间肌

第2掌侧骨间肌起自第4掌骨尺侧中段，止于第4指近节指骨底桡侧。它的病变特征：①无名指外展困难伴第2掌侧骨间肌疼痛或无力。②第4掌指关节屈曲困难伴第2掌侧骨间肌疼痛或无力。③第4指骨间关节背伸困难伴第2掌侧骨间肌疼痛或无力。治疗方法是远离痛点针刺或点穴，治疗部位在第4掌骨尺侧中段、第4指近节指骨底桡侧。

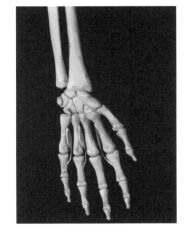

图9-17 第2掌侧骨间肌

十九、第3掌侧骨间肌

第3掌侧骨间肌起自第5掌骨尺侧中段，止于第5指近节指骨底桡侧。它的病变特征：①小指外展困难，伴第3掌侧骨间肌疼痛或无力。②第5掌指关节屈曲困难，伴第3掌侧骨间肌疼痛或无力。③第5指骨间关节背伸困难，伴第3掌侧骨间肌疼痛或无力。治疗方法是远离痛点针刺或点穴，治疗部位在第5掌骨尺侧中段、第5指近节指骨底桡侧。

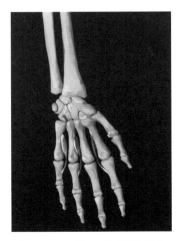

图9-18 第3掌侧骨间肌

第二节　关节疾病

手指关节疼痛

下面我们说一下手指关节痛。手上肌肉虽然大多都很小，但是又很精密，所以也应该细记，我个人觉得基本上掌握规律就行。手指关节痛主要表现为疼痛、僵硬和屈伸不利。治疗有 2 种方案：①选用的方法是针刺和艾灸，选用的穴位是外关、阳溪和大陵穴。这几个穴位基本上能把手部的这些关节疼痛都解决，而不是手指痛我们就扎手指。②针八邪穴。八邪穴在手指背侧，微握拳，第 1 ～ 5 指间，指蹼缘后方赤白肉际处，左右共 8 个。之前有学员治疗一位手肿胀的病人，就针的八邪穴，确实有效。这 2 个方案治疗手指关节痛确实是有效的。

第十章

躯干运动功能单元疾病

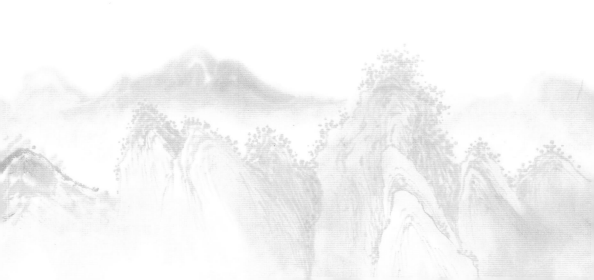

第一节　肌肉与肌腱疾病

　　除了本章要讲的这些肌肉，斜方肌、小菱形肌、大菱形肌、上后锯肌、颈夹肌、背阔肌、胸大肌、胸小肌等也属于躯干运动功能单元，但因为前面我已经讲过了，所以就不再重复讲了。

一、下后锯肌

　　下后锯肌起于胸 11 ～ 腰 2 的棘突，肌纤维斜向外上方，止于第 9 ～ 12 肋骨肋角外面。上后锯肌止点是在肋骨角的内缘，偏脊柱方向。

　　下后锯肌的病变特征是呼气困难伴有腰背疼痛。大家看它一收缩，是把肋骨往下拉的，所以它是管呼气的。大家有没有体会过打喷嚏、咳嗽时腰背疼痛得非常厉害？打喷嚏是一种极端的呼气。其实就是因为这个肌肉的问题，才出现了腰背很疼。治疗的时候就远离痛点针刺或点穴，治疗部位在胸 11 ～ 腰 2 棘突下，或第 9 ～ 12 肋骨角外侧。但这么治疗不是最巧妙的，我们一会儿讲怎么治疗胸 11 ～ 腰 2 的疼痛时，会讲到有更好更方便的取穴方法。

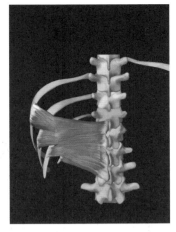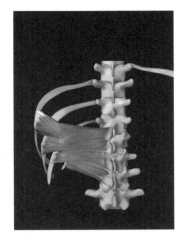

图 10-1　下后锯肌（背面观）

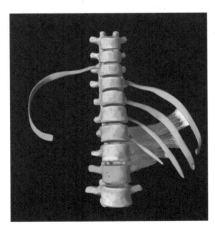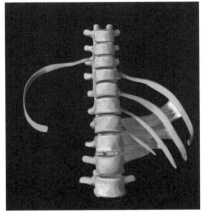

图 10-2　下后锯肌（正面观）

二、胸棘肌

　　胸棘肌起于胸 10 ～ 腰 3 椎棘突；止于胸 2 ～ 胸 8 的棘突。整块肌肉是从下起往上走，往往是远端的跨越幅度大。整个肌肉实际上反映了在人体发育过程中的一个极象，我们原来讲过的极联理论在这个肌肉里面可以看出痕迹来。这块肌肉在脊柱的一侧，从下往上走，所以这块肌肉与脊柱背伸和侧弯功能有关。当它有问题的时候，往往是脊柱背伸和侧弯困难，同时伴有胸棘肌疼痛或无力，也就是脊柱背伸侧弯有障碍，尤其是在背疼感觉比较靠深的时候。治疗就是远离痛点，深刺胸 2 ～腰 3 的夹脊穴就可以了。但是这仍然也不是最巧妙的，一会儿我们再讲更巧妙的治疗方法。

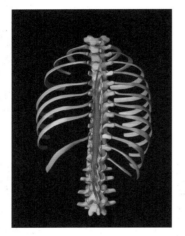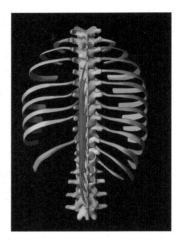

图 10-3　胸棘肌

三、胸最长肌

　　大家看胸最长肌这个位置很像膀胱经内侧线的区域。它起于骶骨、髂嵴近脊柱侧、各腰椎棘突、胸 11 椎横突、胸 12 椎横突，往上止于第 2 ～ 12 肋骨、腰椎横突、胸椎横突上，肋骨和横突都是它的止点。胸最长肌也是在脊柱的背侧，肌肉的块儿比较大，力量也是很大的，所以它的病变可以导致躯干后伸侧弯困难，同时伴有腰背骶髂部这么大范围的胸最长肌疼痛。治疗方法也是远离痛点针刺或者是点穴，治疗部位是骶骨八髎

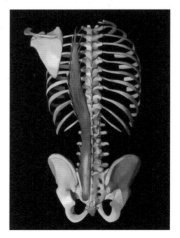

图 10-4　胸最长肌

穴、髂嵴近脊柱侧、各腰椎棘突下、胸 11 夹脊穴或脾俞、胸 12 夹脊穴或胃俞、近脊柱侧膀胱经线第 2 ~ 12 肋骨面，近脊柱侧膀胱经线上各腰椎横突。

四、腰髂肋肌

腰髂肋肌这一块肌肉也比较大，起于骶骨、髂嵴、腰 4 横突、腰 5 横突，止于腰 1 横突、腰 2 横突，第 6 ~ 12 肋骨角以及胸腰筋膜。它的病变特征就是脊柱背伸、外展以及旋转困难，同时伴腰髂肋肌的疼痛或无力。治疗就是远离痛点针刺或点穴，治疗部位是骶髂关节区，腰 4 椎膀胱经内侧线，就是大肠俞，腰 5 椎的横突，就是关元俞，腰 1 椎膀胱经内侧线上，腰 2 椎膀胱经内侧线上，就是三焦俞，以及第 6 ~ 12 肋骨的肋骨角处。

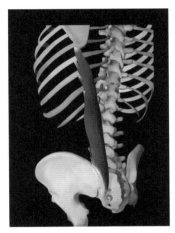

图 10-5　腰髂肋肌

五、胸肋肌

大家看图 10-6，注意这个胸肋肌跟肩胛骨是没有关系的，只是在肩胛骨下边的肋骨上。胸肋肌起于第 7 ~ 12 肋骨角，止于第 1 ~ 6 肋骨角，所以它能够上下协调全部肋骨。它的病变特征就是脊柱背伸、外展以及旋转困难，同时伴有胸肋肌的疼痛。治疗方法就是远离痛点针刺，胸肋肌有点像在膀胱经内侧线上，选穴一个是胃俞，再一个是大杼（第 1 胸椎棘突下旁开 1.5 寸）。其实遇到这种情况我们一般也不按这个起止点治疗，因为这样还是麻烦。其实就按我们的纬脉理论，针夹脊穴就解决了。

各论·第十章　躯干运动功能单元疾病

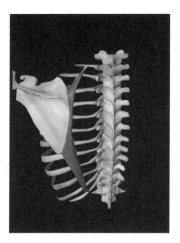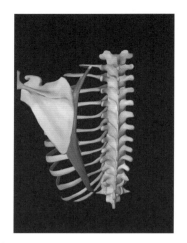

图 10-6　胸肋肌

六、颈肋肌

其实颈肋肌与胸肋肌类似，我们如果把前面躯干部的肌肉掌握了，这个地方就可以不讲了，也可以不记的。但是我们还是要知道它。颈肋肌起于 3～7 肋骨角，止于颈 4～6 椎体横突。它的病变特征是颈椎的后伸、外展、旋转困难伴颈肋肌部位的疼痛或无力。治疗也是远离痛点，针刺 3～7 肋骨角或颈 4～6 的夹脊穴。但是，这块肌肉这么小，有的时候不好判断是不是它的问题引起的，所以在这种情况下，我们还是按照纬脉理论来取穴最方便了。

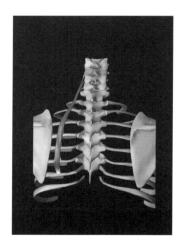

图 10-7　颈肋肌

七、颈最长肌

颈最长肌，起于胸 1～6 椎体横突，止于颈 2～5 椎体横突结节。它的病变特征是头颈背后伸、侧屈困难伴颈最长肌疼痛。治疗方法也是远离痛点，针刺胸 1～6 夹脊穴或颈 2～5 夹脊穴。但是也是按照纬脉理论治疗更方便。

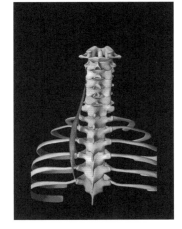

图 10-8　颈最长肌

八、多裂肌

多裂肌起于骶骨、颈 2～腰 5 椎体横突，止于各起始椎体上方椎体的棘突。它的病变特征是脊柱背伸、侧屈、旋转困难伴棘突两侧深部疼痛。它的治疗就是针刺痛点上方棘突。

多裂肌看上去是一条肌肉，其实不是的。多裂肌起于横突止于起始椎体上方椎体的棘突，这个问题的治疗按纬脉理论更方便。所以多裂肌的治疗方法也可以不记，知道有这个肌肉就行了。

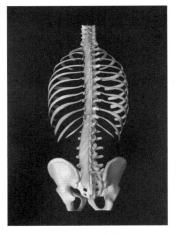

图 10-9　多裂肌

九、肋长提肌

肋长提肌起于颈 7 椎体横突、1 ～ 11 胸椎横突，止于相应下方第 2 肋骨的背侧后面和肋骨角。它的病变特征是吸气困难伴背部疼痛或无力。治疗为针刺痛点上方第 2 个椎体横突（约在膀胱经内侧线上）。

像这些都是小肌肉，就一点点的，其实按纬脉理论来治疗是最好的，所以只是知道有肋长提肌就行了。

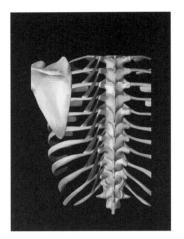

图 10-10　肋长提肌

十、肋短提肌

肋短提肌起于颈 7、胸 1 ～ 11 横突，止于相应下方肋骨的背侧后面。它的病变特征是吸气困难伴背部疼痛或无力。治疗就是针刺痛点上方椎体横突（大概在膀胱经内侧线上）。肋短提肌这些小肌肉，都不用记，还是按纬脉理论治疗最简单方便。

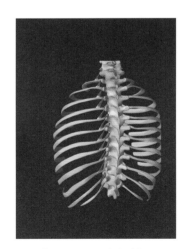

图 10-11　肋短提肌

十一、旋脊长肌

旋脊长肌起于胸椎横突（每个胸椎都有），止于其上方第2个椎体棘突根部。也就是说这条肌肉是跨椎体的，1和3连接，2和4连接，3和5连接，以此类推。它的病变特征是脊柱旋转困难伴脊柱部位疼痛或无力。治疗就是针刺棘突旁痛点上方第2个椎体棘突。

旋脊长肌其实也是一组非常小的肌肉。它们要是一起病变，那就严重了，但是不可能。如果是一个肌肉有病变，那是小问题，按纬脉理论就能解决得很漂亮。

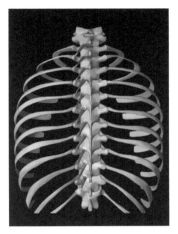

图 10-12　旋脊长肌

十二、旋脊短肌

旋脊短肌起于胸椎的12个横突，止于其上方第1椎体棘突根部。它的病变特征是脊柱旋转困难伴脊柱部位疼痛或无力。治疗就是针刺棘突旁痛点上方椎体棘突。

旋脊短肌这些小肌肉也不用记，按纬脉理论治疗就可以了。

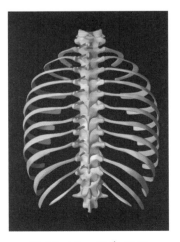

图 10-13　旋脊短肌

十三、胸横突间肌

胸横突间肌起于第 2 ~ 12 胸椎横突端，止于上位胸椎横突端。它的病变特征是脊柱侧屈困难伴脊柱深部疼痛或无力。治疗就针刺痛点上方椎体横突。

胸横突间肌太小，实际上起不了大的作用，但是要知道有这个肌肉。

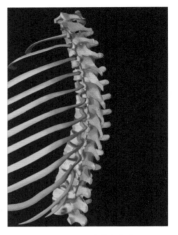

图 10-14　胸横突间肌

十四、胸椎棘突间肌

胸椎棘突间肌起于胸椎上位椎体棘突，止于下位椎体棘突。它的病变特征是胸部脊柱后伸困难伴胸椎间疼痛或无力。治疗方法就是针刺痛点上下椎体棘突。这也是块小肌肉，按纬脉理论治疗就可以了。

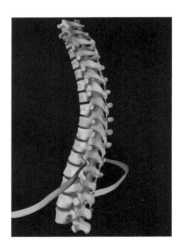

图 10-15　胸椎棘突间肌

十五、腰椎棘突间肌

腰椎棘突间肌起于腰椎上位椎体棘突，止于下位椎体棘突。它的病变特征是腰部脊柱后伸困难伴腰椎间疼痛或无力。治疗就是针刺痛点上下椎体棘突。

腰椎棘突间肌在临床应用价值是比较小的，治疗按纬脉理论就可以了。

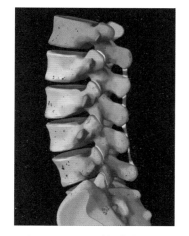

图 10-16　腰椎棘突间肌

十六、腰椎横突间肌

腰椎相对来讲体积比较大，它的横突间肌相对来讲也比较粗壮一些。它起于腰椎上位椎体横突，止于腰椎下位横突。它的病变特征是腰部脊柱侧弯困难伴腰椎横突部位的疼痛，就是弯腰的时候有一个很局限性的部位疼痛，往往是横突间肌或韧带有损伤。

但这里要强调的是，治疗的时候要静态针刺痛点上下横突。一般来讲我们治疗关节病变的时候，要针灸加上局部关节的太极操。但是在针刺时腰椎横突间肌是不许做任何腰部运动的，连转动都不可以，一运动针立即就弯进去拔都拔不出来，所以一定是静态的，起完针再转动。

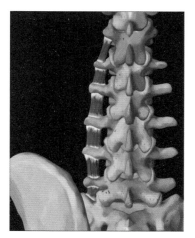

图 10-17　腰椎横突间肌

十七、肋间外肌

肋间外肌起于侧胸部肋骨下缘，止于下方肋骨上缘。它的病变特征是吸气困难伴侧胸部肋间疼痛或无力。治疗就是针刺痛点上下方肋骨面。其实肋间外肌的问题我们按纬脉理论来治就够了。

十八、前锯肌

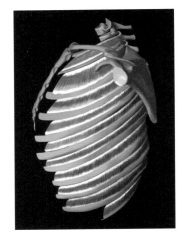

图 10-18　肋间外肌

前锯肌也是像锯齿状的。它起于体侧第 1 ~ 9 肋骨面，止于脊柱缘肩胛骨前面。前面我们讲到肩胛前面是有肌肉的，有肩胛下肌，起于肩胛下窝，止于我们肩髃前边的肱骨小结节。前锯肌也是在肩胛骨的前面。

前锯肌的病变特征：①肩胛骨外上旋转困难伴肩胛前面疼痛或无力。②肩胛骨向前内移动困难伴肩胛骨前面疼痛或无力。③上肢上举时下落困难伴肩胛骨前面疼痛或无力。④吸气困难伴肩胛骨前面疼痛或无力。其实当这个肌肉有病变的时候，它不但肩胛骨前面痛，腋下的腋中线处也会痛。

治疗按照起止点治疗：①肩胛骨外上旋转困难伴肩胛上方疼痛或无力，平刺或斜刺肩胛骨内上角的前面。②肩胛骨向前内移动困难伴肩胛骨前面疼痛或无力，针刺脊柱缘肩胛骨前面。③上肢上举时下落困难伴肩胛骨前面疼痛或无力，针刺脊柱缘肩胛骨前面。④吸气困难伴肩胛骨前面疼痛或无力，针刺脊柱缘肩胛骨前面。⑤肩胛骨前面疼痛，针刺腋中线肋骨面上。

治疗虽然写了这么多，但是真正我们治疗的时候，还是按照纬脉理论来治疗比较方便。

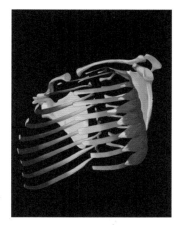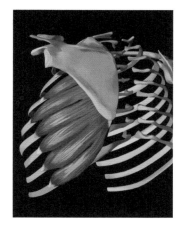

图 10-19　前锯肌

十九、腹外斜肌

腹外斜肌是要大家重点记的。因为腰背疼痛在临床上非常常见，夹脊穴针刺可以，但是针上夹脊穴后病人不能动，一动针就容易弯，并且你也不知道病人的疼痛是不是缓解了。当你知道这些肌肉后，你就有办法边扎针边看他是不是马上不疼了，所以这是重点啊。

腹外斜肌，就是腹部最外层肌肉，起于体侧第 5 ～ 12 肋骨外表面，止于腹白线、耻骨嵴及耻骨结节、髂前上棘和髂嵴。它的

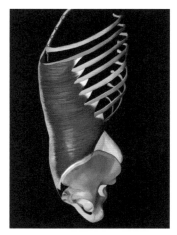

图 10-20　腹外斜肌

病变特征：①躯干转侧困难伴前腹、侧腹疼痛或无力。②躯干侧弯困难伴前腹、侧腹疼痛或无力。③呼气困难伴前腹、侧腹疼痛或无力。④腹部松弛伴前腹、侧腹肌肉无力。治疗方法就是在痛点对应纬脉所有穴位针刺或点穴。那这个治疗就不是一个穴位了，而是很多个，比如神阙疼痛，可以针刺天枢，或者沿着对应的纬脉再往外针刺都是可以的。

根据纬脉理论，针刺腹外斜肌除了能治疗自身肌肉问题，还能治疗后背的问题。我们为什么要针刺前边来治疗后边的病？因为针在前正中线腹白线上，病人活动时就不会导致弯针。

二十、腹内斜肌

腹内斜肌起于胸腰筋膜、髂嵴前 2/3、腹股沟韧带、髂腰肌筋膜，止于第 9～12 肋骨末端下缘、耻骨以及腹白线。它的病变特征：①躯体旋转困难伴前腹、侧腹、腰腹疼痛或无力。②躯体侧弯困难伴前腹、侧腹、腰腹疼痛或无力。③腹部松弛伴前腹、侧腹、腰腹无力。④膈肌运动困难伴前腹、侧腹、腰腹疼痛或无力。治疗就是远离病灶，针刺相应纬脉上的所有穴位。

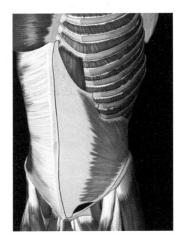

图 10-21　腹内斜肌

大家看腹内斜肌肌纤维的走向，它是呈扇形聚拢在髂嵴附近。所以如果 9～12 肋骨末端下缘疼，我可以针髂嵴；如果是上腹痛，我也可以针髂嵴；如果是腹痛，我可以针刺髂嵴前 2/3 这片区域，也就是髂嵴前 2/3 这一片区域可以治疗整个腹部的病变。所以髂嵴前 2/3 这一段是非常重要的，它管的范围非常大。

实际上，我们以髂嵴疼痛为例，我可以针刺腹部正中，但是针刺腹部正中还能治疗腰痛，这就是功能单元和极联理论的结合。这需要大家以后自己去发挥运用了，我在这儿只讲最基本的。

二十一、腹直肌

腹直肌也是一个很重要的肌肉。它起于耻骨和耻骨联合，止于剑突和第 5～7 肋软骨。它的病变特征：①腹部松弛或紧张伴腹直肌无力或紧张。

②躯干屈曲过度或困难伴腹直肌痉挛或无力。③盆骨下垂伴腹直肌松弛。

治疗就是远离痛点，如果是腹直肌的起点疼痛，就针剑突下幽门穴、不容穴，如果是下腹部的疼痛，就针刺横骨穴。当整个腹部觉得很硬很疼的时候，就针肌肉两头。但是还有人肚子鼓起来压不回去，或者出现疝气，这都是因为腹直肌松弛造成的，也可以针这些部位。

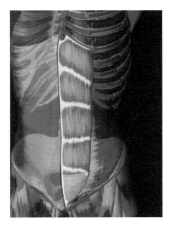

图 10-22　腹直肌

以前我们遇到疝气的病人没有思路，不知道从哪儿下手，当我们知道腹直肌作用的时候就有了思路了。这个肌肉强壮了，其他的组织靠得紧了，腹腔内的东西它就不容易出来。这就等于是那个门儿关得很紧，肠子再怎么挤也挤不出去。要不然我们原来遇到这些问题的时候，西医说得手术，我们也是说得手术，反正是觉得没招儿。现在我们就可以有招儿了，一个是通过肌肉的锻炼，一个是通过我们给肌肉的治疗。它对应的穴位就是幽门、不容和横骨这几个常用的穴位，但是大家记不住穴位不要紧，知道起于耻骨，止于剑突下肋骨就可以。

二十二、腹横肌

腹横肌的肌肉纤维是水平走行的，它是起于第 7 ~ 12 肋软骨内表面、胸腰筋膜深层、髂棘前 2/3，腹股沟韧带外 1/3，止于腹白线、耻骨上缘。它的功能是旋转、前屈和侧屈躯干，如果躯干旋转、前屈或侧屈困难，伴随腹壁疼痛或无力。治疗就远离痛点针刺，治疗部位在痛点相应纬脉上腹横肌起止点。

在腹白线上针刺，除了能治疗腹部疾病，

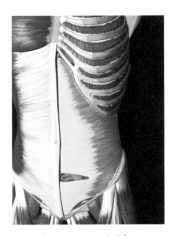

图 10-23　腹横肌

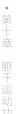

关键还有一个好处，能治疗腰部。腹部对应的是腰部，它直接对应腰部第几椎，它就能够治疗第几椎的病变。比如肚脐对的是第 3 腰椎，如果是第 2 腰椎疼，应该从哪儿下针？就从水分。所以大家可能见到我们"慈方中医馆"公众号里面讲，贾老师针肚脐上面治的腰疼，就是根据这个原理来的。它们是一个功能单元，是相连的，针腹部就能够直接调节腰部。所以如果是腰 1 疼痛，还可以水分再往上一点针刺，当然，针水分也是可以的。水分旁边行不行？没有问题，疼痛偏左你就针左边，偏右你就针右边。如果是腰 4、腰 5 这个地方疼，那针哪儿呢？就针气海、关元、中极。针前面腹部，后面腰骶部疼痛的问题就能解决了，所以不需要非记一个穴位。一般为什么针腹部中间？因为针刺腹部中间病人怎么动针都不会弯，这是最大的优点，也不至于出现滞针拔不出来。有人说腹针也针气海治腰疼，其实大家看完功能单元理论就知道了，这些原理根本就不需要用一个假说去解释，它们本来就有一个直接关系，是一个真实的东西，是不需要假说的。这是有关腹横肌的内容，把它用好就能治疗腹腰部疾病。

另外，我们在针刺的时候，还要再强调一个腹部针刺深浅的问题。腹横肌是最深的一层，再往外是腹直肌，再往外是腹内斜肌，最外边是腹外斜肌。当你知道这几块肌肉的深浅后，你就知道是哪个肌肉跟疼痛部位发生了联系，需要针多深。当然如果针得比较深，那也没问题，因为已经跨过所有肌肉了，也会起作用的。像腹外斜肌的肌纤维是斜着走行的，所以当后边有病，对应地取腹部偏下一点的地方，浅刺就够了，不用深刺。如果你要是想让它后边和前边正好对着，还必须深刺，深刺到腹内横肌，那就直接对上了。

二十三、肋间内肌

肋间内肌起于下位肋骨上缘，止于上方肋骨的下缘。它的病变是呼气困难伴肋间疼痛或无力。治疗就选痛点相应纬脉上任一穴位针刺，就按照我们纬脉理论治疗就可以。

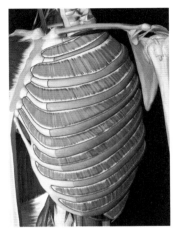

图 10-24　肋间内肌

二十四、胸横肌

胸横肌起于胸骨和剑突软骨后面，止于第 2 ～ 6 肋软骨内面。它的病变特征是用力呼气困难伴胸骨后疼痛。治疗方法是针刺膻中、中庭。胸横肌是在胸骨和肋软骨后面一块比较零散的肌肉。

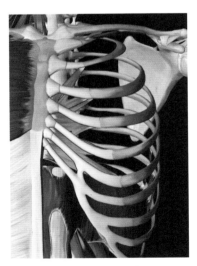

图 10-25　胸横肌

二十五、膈肌

　　膈肌要详细说一下，因为膈肌的功能太强大了。膈肌在胸腹之间，如果它要是出问题了，这个人的问题就比较严重了。因为我们人的一呼一吸，腹腔、全身其实都在跟着运动，膈肌在里面起一个介导的作用。

　　膈肌的起点是比较广泛的，起于剑突、第 7 ~ 12 肋骨的内面、腰 1 ~ 3 椎体前面、腰方肌筋膜、弓状韧带处腰大肌，止于膈肌中心腱。也就是说膈肌它中间是有一个腱的，所有的肌腱从起点出发后都汇聚到这儿，它的止点实际上就是汇合点。一旦膈肌

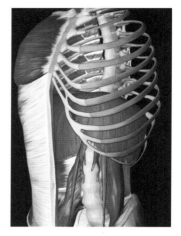

图 10-26　膈肌

出现问题，它表现出来的就是腹式呼吸困难，想用肚子来呼吸就困难了，因为膈肌活动受限，上下不能。如果膈肌有了问题，治疗沿胸廓下口的肋骨边缘针刺或点穴，因为它的起点基本上都是沿着肋骨的边缘内侧，所以针刺也在这儿选几个穴位。

　　另外，我们前面讲过膈肌的痉挛可以针刺颈 3 ~ 5 夹脊穴，因为膈肌是从上边迁移下来的一个肌肉，它本来跟舌头离得很近，但是在胚胎发育过程中挪下来了。所以当你知道胚胎演变过程的时候，你就知道不仅仅是在起止点针刺可以起作用。

二十六、腰小肌

　　腰小肌确实是一块很小的肌肉，起于胸 12 椎体和腰 1 椎体及之间的椎间盘，止于髂耻弓。这个肌肉其实也没多大力量，也管不了多大事，知道有这块肌肉就可以了。另外还要知道的是，因为它起于胸腰部，止于髂

耻弓，所以盆腔里面有病变可以引起胸腰椎的不舒服。

它的病变特征是躯干侧弯或仰卧位抬腰困难，同时伴随腰背痛。治疗腰背疼痛时，针刺胸12椎体棘突下、腹股沟韧带中点就可以了。

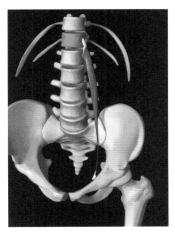

图 10-27　腰小肌

二十七、腰大肌

腰大肌起于胸12椎体横突、腰1~5的横突，也就是胸椎第12椎体和整个腰部的横突都是它的起点，止于股骨小转子。这是一块强大的肌肉，但是从体表是摸不到的，一般来讲，也不好针刺到它。腰大肌的病变特征：①髋关节屈曲困难伴腰痛大腿根痛，也就是大腿屈曲困难。②髋关节外旋困难伴腰痛大腿根痛，就是我们腿伸直了脚尖往外旋，整个股骨外旋困难。③站立时弯腰困难伴腰痛大腿根痛。

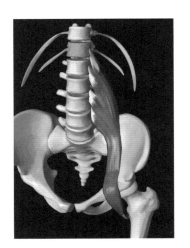

图 10-28　腰大肌

那我们怎么样来利用它的功能来指导养

生呢？比如坐车坐久了觉得腰痛，告诉大家一个很好的方法，就把腿伸直了，脚尖来回外旋内旋，做上八九个，立即就不痛了，这样就相当于你对这个肌肉进行了按摩，对腰部进行调整。因为伸直腿转脚尖的时候小转子在动，小转子动其实就是在调节腰部，所以腰痛就能迅速缓解。

治疗就是远离痛点，针刺胸12椎体横突、腰1～5椎体横突或小转子。腰大肌是针不到的，但是它起自于横突，所以针刺夹脊穴偏外一些是可以针到横突的，所以对腰大肌也有调节作用。但是记住，这些地方扎上针以后千万不能做太极操，转转腰也不行，一转针就弯了拔不出来，这是一定要注意的。小转子针刺比较困难，如果非要针就选髀关，髀关穴在髂前上棘与膑骨外侧端连线平会阴水平。髀关一般来讲针刺不方便，而且需要用长针，所以一般不用这个穴位。其实伸直腿脚尖做一个旋转就能解决腰大肌的事儿。

二十八、腰方肌

腰方肌起于髂后上嵴和髂腰韧带，止于第12肋和腰1～5椎体横突。髂嵴前边与腹部有广泛联系，髂嵴后边和腰部有广泛联系，所以髂骨尤其是髂嵴这一块儿是很值得记忆、很值得开发的，而且也是针刺起来很方便安全的一个地方。

腰方肌收缩能使一侧躯干侧弯以及将肋骨往下拉，所以它有病后会出现躯干侧弯困难或呼气困难，同时伴有腰背疼痛或无力。治疗就是远离痛点，针刺髂后上嵴、髂腰韧带、第12肋、腰1～5椎体横突。

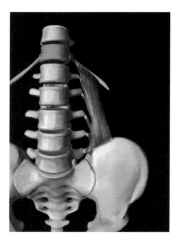

图 10-29　腰方肌

第二节　关节疾病

一、胸锁关节病

胸锁关节就是锁骨的胸骨端与胸骨的锁切迹及第1肋软骨的上面构成的关节。胸锁关节中间有空隙，间隙里有关节盘，关节外有关节囊包裹，囊外还有韧带加强。它的病变特征是锁骨部位疼痛。胸锁关节病怎么治疗？

治疗方法：①在乳突部针刺。胸锁乳突肌是起于胸骨头和锁骨头上的，如果胸锁关节痛，我们就针刺胸锁乳突肌止点处，就是乳突这个部位，然后让病人深呼吸，转动肩关节，这样就不疼了。②廉泉旁针刺。我们前面讲了胸锁乳突肌两个起点之间区域可以治疗两个乳突前区域的疾病，那么反过来，两个乳突前区域里面的穴位也可以去治胸锁乳突肌两个起点之间的疾病，所以我们还可以在廉泉旁针刺。③配合肩部太极操。肩部太极操怎么做？先耸肩，然后前转9个，后转9个。因为转肩时锁骨是在动的。这就是胸锁关节疾病的治疗。

二、胸肋关节病

胸肋关节指的就是胸骨与肋软骨之间的关节。这个关节实际上和我们一般说的肘关节、腕关节、膝关节有明显的区别，它们是由骨直接连接，外有韧带。这个部位实际上是容易出现疼痛的，这些胸肋关节疼痛的部位也还是比较固定的。治疗一般是在肱骨上1/4段处针刺，或者针刺内关，然后让病人配合用力咳嗽和深呼吸，这个关节紊乱它就能够迅速恢复，立即就不疼了。

为什么在肱骨上段 1/4 针刺？因为胸大肌涵盖着这个区域，所以针刺这儿可以治疗胸肋关节病。有人说"心胸内关谋"，内关治胸痛这是个经验，实际上从我们的功能单元理论和纬脉理论来讲，解释这个是一点儿都不困难的。

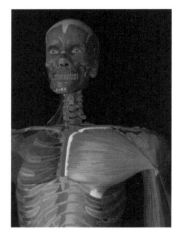

图 10-30　胸大肌

三、肋椎关节病

肋椎关节病是非常重要的，就是肋骨与椎体之间的关节有了毛病。其实这个非常多见，在临床上经常遇到病人讲岔气了，岔气实际上就是肋椎关节紊乱了。肋椎关节是一个什么关节呢？大家看肋椎关节，肋骨肋头的关节面能与相邻的上下两个胸椎椎体边缘的肋凹形成肋头关节，另外肋骨的颈外侧有粗糙的肋结节与相应胸椎的横突肋凹形成肋横突关节，然后才出来是肋骨，所以肋椎关节包括 3 个关节面，涉及 2 个椎体。因此，

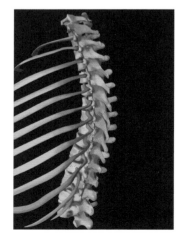

图 10-31　肋椎关节

肋椎关节里面的任何一个地方出现轻微的错位都会突然出现肋椎关节剧烈的疼痛，不敢呼吸，一呼吸觉得疼得不行，持续不缓解。咳嗽了一声，呛了一下，或者是拿东西一扭，都有可能出现这种问题，这往往是岔气，大多数是属于肋椎关节病变。

治疗就比较简单，中医治岔气很好的。针刺相应纬脉的任何穴位就可以了，如果是胸部就针内关，配合用力咳嗽和深呼吸就不痛了，根本就不用吃药，一次就好。如果岔气位置偏下的，之前有针灸报道可以针阳陵泉，这也是有效的。

四、脊柱关节病

椎骨间连结是由椎体间连结和椎弓间连接形成的。大家看这个椎体，椎体上下各有两个关节面，分别与相邻的上下椎体相接，也就是这个椎体的下关节突与下个椎体的上关节突相接，形成关节突关节，这是椎弓间连接。

它的病变特征就是持续脊柱疼痛，活动时加重。像我们见到的风湿、类风湿等疾病其实都是脊柱关节出问题了，所以脊柱疼痛、僵硬就出现了。

治疗方法：①针刺人中穴（或长强穴）。如果是关节错位疼痛，这两个穴位可以任何选一个，长强穴针刺不方便，人中是最方便了。人中穴治疗脊柱疼痛疗效极好，这是古书里记载的，因为是督脉上的穴位，所以能治疗督脉病。我记得大学实习的时候在邯郸中医院，当时我们只有起针的权利，还不能扎针，有一个女性病人就是脊柱疼，去看了好多次，但是疼痛如故，不能弯腰。结果有一天这个病人来了，老师没在，我就动手给她针了一针人中，扎上后病人按我说的弯腰搬凳子再站直，然后再搬再起，病人脊柱就不疼了。②相应纬脉上的任何穴位。比如胸7脊椎关节病，就可以在胸7纬上任何一点针刺，然后转动脊柱，配合咳嗽和深呼吸就好了。针刺人中还是比较痛苦的，如果人中还没解决，可以再加上相应纬脉上的任何一个穴位。③配合脊柱太极操。脊柱太极操主要是颈部和腰部的脊柱关节病，胸部就不好做这个画圈的运动。

这里教大家腰椎太极操，总共是4个动作：第一步是水平转动腰部，像晃呼啦圈一样，也是顺转9个，倒转9个。如果腰疼得厉害，先从小幅度开始，然后慢慢地再把幅度加大。第二步就是张开双臂，固定双腿转动上身，幅度尽可能大。第三步就是弯腰触摸对侧脚尖。实际上还是在转腰，只是变了一个方向。第四步就是扶着凳子，或者是单脚独立，抬起对侧下肢，脚尖做内旋外旋运动，这个就是练腰大肌。当这些肌肉强壮了，脊柱自然就稳定了，所以不能腰椎有病就光想骨头的事，不要老想着怎么做手术。骨头不好，是它周围软组织和肌肉的事，你把它周围的弄好就行了。就跟盖房一样，椎体是硬的，就像砖头，如果不把泥弄好，那个砖放在那都是摇摇晃晃的；如果泥都弄得好，钢筋弄得好，那个砖肯定不晃的。所以当脊柱周围的韧带和肌肉都好了，脊柱、骨骼自然也就健康了。

五、腰骶关节病

腰骶关节就是第5腰椎和骶骨这两个骨头之间的关节。它有病以后，往往是腰骶关节疼痛，突发或者缓发，表现为持续的疼痛。治疗我们一般选用针刺大肠俞，或者针刺太冲和人中，配合腰部太极操。大家注意，大肠俞针上去以后千万不能做太极操了，一定是静态的扎针，起针以后再活动。为什么针太冲穴？咱们在纬脉理论里面讲过，太冲是腰5纬脉上的。

六、骶尾关节病

骶尾关节是骶骨和尾骨之间的关节，这个地方韧带最丰富。骶尾关节的病变特征就是骶尾骨疼痛，且疼痛呈持续性。骶尾部一般在以下两种情况下容易出现疼痛：一个是怀孕，盆腔要变大，这些关节会发生变化；再一个就是不小心摔倒了坐在地上，尾骨受到冲击，可以影响到骶尾关节。

遇到这种情况的时候，西医基本上也是没什么办法，我的印象里中医好像也没什么太好的办法。但是我们发现一个很好的办法，针刺廉泉穴。我有一个植物神经功能紊乱的失眠病人，第二次来的时候，他说睡眠好多了，但是我发现他坐凳子时不敢坐直，一直是往前倾得比较厉害。我问："你咋这么坐呢？"他说他坐直了尾骨疼，以前有一年下雪的时候正好出楼道口，"咣"一下滑倒了，从此尾骨就疼起来了。他经常出差坐飞机，就怕飞机起飞，因为飞机起飞是从后边给力，尾骨就疼，所以他就害怕飞机起飞。而且这个病人他还描述了一个症状，只要尾骨一疼，舌头根子就不舒服。在西医看来，舌根不舒服跟尾骨疼没关系，但是我们上次讲了极联理论，大家都知道二者是有关系的。然后我就给他扎上廉泉，尾骨立即就不疼了，就这么快。当然尾骨疼容易反复，反复就多扎几次，所以廉泉穴治尾骨痛见效是非常迅速，但是容易反复，需要配合药物，也需要长期的治疗，不能针一次两次不疼了就以为是好了。另外还要让他做提肛运动，做提肛运动对骶尾关节实际上就是一个调整，也跟做太极操差不多，因为人没有尾巴，不能转尾巴，不能转尾骨。

我们的治疗就是针刺廉泉穴和腰俞穴，同时配合提肛运动，这就是治疗骶尾关节病变的组合治疗。腰俞穴就是骶骨裂孔，是离尾骨最近的地方。

七、骶髂关节病

骶髂关节指的是髂骨和骶骨之间的关节。大家可以看到，骶骨外面有这么大一个关节面和髂骨形成一个关节，并且有大量的韧带在这。它的病变特征就是骶髂关节疼痛，呈突发或者缓发，疼痛也是持续的。治疗就是俯卧位针刺，针刺双侧肩贞穴和股骨大转子，针上后两侧髂骨上下来回翻动10次。

为什么到肩膀上去针肩贞穴呢？大家看，从腰骶部到肩贞穴是背阔肌的范围，因为趴着不能针到前面的止点肱骨小结节嵴，就变通一下针刺肩

各　论·第十章　躯干运动功能单元疾病

贞穴。股骨大转子就是趴着时髋骨最外侧凹进去那里，摸不到肉，只能摸到骨头，所以这里可以扎针，也可以点穴的。两侧髂骨上下来回翻动，实际上就是在调节骶髂关节的紊乱。针刺配合两侧髂骨上下来回翻动，骶髂关节的错位、紊乱得到调整后，疼痛就可以迅速缓解，骶髂关节有病的时候就这么治。

第十一章

腰、髋、股运动功能单元疾病

第一节　肌肉与肌腱疾病

　　下面讲腰髋股运动关节疾病，这是跨髋关节的运动功能单元。刚才还有人问股骨头坏死怎么治，学完这个运动单元后大家思考一下怎么治。这里也涉及了腰大肌，但是前面讲过的就不讲了。

一、髂肌

　　髂肌起于髂窝髂嵴、骶骨翼，止于小转子，与腰大肌止于同一个地方，与腰大肌会合成为髂腰肌。小转子基本上在大转子下方内侧。

　　髂肌的病变特征是髋关节屈曲、外旋困难，或躯干侧屈困难，或仰卧时上举躯干困难，也就是平躺着上半身往起抬、肚子往上挺比较困难。如果同时伴有盆腔内大腿根部疼痛或无力，也就是髋关节周围、腹股沟、盆腔里面出现疼痛或无力，基本上可以判断与这个肌肉有关系。遇到这种情况，治疗就

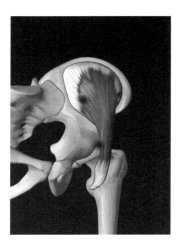

图 11-1　髂肌

是深部针刺小转子处，前面讲了小转子相当于髀关穴处。也可以大概估计一下，摸到大转子下边再往里针到骨头上，基本上就是小转子了。针上后注意不能随便动，附着在上面的这些肌肉都很强大，一动就容易弯针而出现意外。但是治疗髂肌的问题我们还是要做髋关节活动，内旋外旋髋关节就可以。

二、臀大肌

臀大肌起于髂骨、骶骨、尾骨以及骶结节韧带的背面，止于臀肌粗隆和髂胫束。它的上部肌纤维位于阔筋膜张肌的髂胫束处，与阔筋膜张肌合起来下行形成髂胫束，整个大腿外侧和臀大肌是连在一起的。

臀大肌的病变特征是大腿后伸困难或大腿外旋困难，伴臀大肌疼痛或无力。治疗就是远离痛点在起止点针刺或点穴，治疗部位在髂骨和骶骨背面（也就是八髎穴的外面），还有尾骨背面、大腿外侧（髂胫束）以及大转子下方外侧。

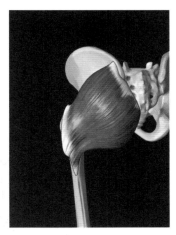

图 11-2　臀大肌

三、阔筋膜张肌

阔筋膜张肌在大腿上部前外侧，起自于髂前上棘和髂骨前面，向下移行为髂胫束，止于胫骨外侧髁。所以可以针胫骨外侧髁治疗大腿外侧痛、髂骨痛或者臀部痛，针灸里面从来没讲过胫骨外侧髁能治这些病，但是它的疗效是很好的。

阔筋膜张肌的病变特征就是髋关节外展、屈曲或内旋困难，同时伴有大腿前外侧疼痛或无力。治疗就是远离痛点针刺或点穴，治疗部位在髂前上棘、髂骨前外侧面、大腿外侧、胫骨外侧髁。

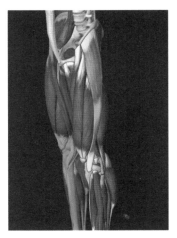

图 11-3　阔筋膜张肌

四、臀中肌

臀中肌在臀大肌的深部，臀中肌起于髂骨翼外面，向下止于大转子上部的。

臀中肌的病变特征是下肢外展困难，或髋关节屈曲、后伸困难，其实对髋关节屈曲的影响比较小，主要是下肢外展困难，同时伴臀中肌疼痛或无力。治疗就是远离痛点针刺，治疗部位在髂骨翼外面、股骨大转子上部。

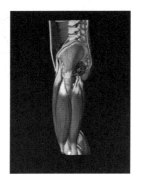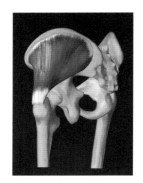

图 11-4　臀中肌

五、臀小肌

臀小肌在臀中肌的深部，起于髂骨翼外面，止于股骨大转子前缘，也就是臀中肌止点上方一点。

臀小肌的病变特征也是下肢外展困难，或髋关节屈曲、后伸困难，同时伴臀小肌疼痛或无力。治疗也是远离痛点针刺起止点，深刺髂骨外侧面或股骨大转子上端。但是臀小肌的起点太深了，上面又有臀大肌和臀中肌，所以可以针刺大转子上端来治疗臀部的疼痛。

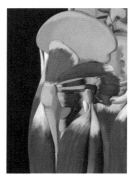

图 11-5　臀小肌

六、梨状肌

梨状肌起于第 2、3、4 骶椎前面，止于股骨大转子上端。

梨状肌的病变特征是大腿外展外旋困难，伴骶部和股骨大转子之间的疼痛。治疗也是远离痛点，深刺股骨大转子后上端，或次髎、中髎、下髎。

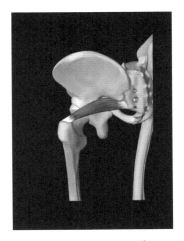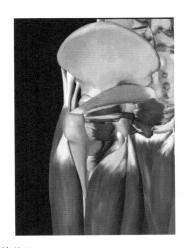

图 11-6　梨状肌

七、上孖肌

上孖肌起于坐骨棘，止于大转子内侧面。

上孖肌的病变特征是大腿外旋外展困难伴臀大肌深部疼痛。治疗就是深刺骶骨裂孔和大转子连线的中点（上孖肌起点）、股骨颈上方大转子内面。上孖肌太小了，它的病变和梨状肌病变容易混淆。

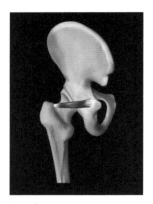

图 11-7　上孖肌

八、闭孔内肌

闭孔内肌起于闭孔膜内面及其周围骨面，闭孔是由耻骨和坐骨共同围成，闭孔上面有一层膜封闭闭孔并为肌肉提供附着，止于股骨颈上方大转子内面。

闭孔内肌的病变特征是大腿外旋外展困难伴盆腔前方与大转子之间疼痛。治疗就是深刺股骨颈上方大转子内面，或耻骨弓外侧的闭孔内膜。针刺股骨颈大转子上方内面的时候，先摸到大转子，估计好它的宽度，然后从大转子上方进针才能针到，针刺这儿可以治疗盆腔里头的疼痛。

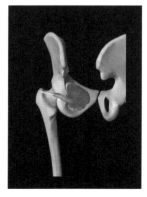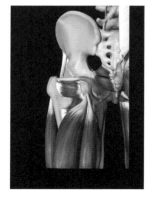

图 11-8　闭孔内肌

九、耻骨肌

耻骨肌起于耻骨梳，止于股骨小转子下方的耻骨肌线，这是个比较大的肌肉。

耻骨肌有病变以后，髋关节屈曲困难或内收困难，同时伴大腿根部耻骨肌疼痛或无力。治疗远离痛点针刺，治疗部位在耻骨中段下缘、股骨小转子下方。耻骨上支中段下缘，就是把耻骨上支分成三份，在中间下面进针就行。股骨大转子下缘往里就是股骨小转子，小转子再往下就是耻骨肌的止点。

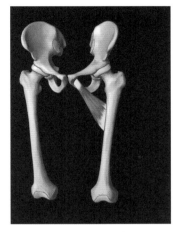

图 11-9　耻骨肌

十、长收肌

长收肌也是起自于耻骨的，起自耻骨上支前面、耻骨嵴下方，往下止于股骨后方内侧中 1/3 段，所以它收缩的时候，能使髋关节外旋、内收、屈曲，这是它的功能。

如果它有病变以后，会出现髋关节内收、外旋或屈曲困难，同时伴长收肌疼痛或无力。治疗就是远离痛点，针刺耻骨上支内段下缘、股骨后方正中段内侧。

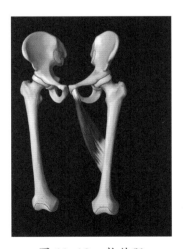

图 11-10　长收肌

十一、短收肌

短收肌在长收肌偏上的位置，起于耻骨的下支，耻骨下支就是从耻骨联合往下拐的这支，止于中段股骨上半部后内侧。它的功能和长收肌基本上是类似的。

短收肌的病变特征是髋关节屈曲、内收或外旋困难，伴短收肌疼痛或无力。治疗就是远离痛点，针刺耻骨下支根部或股骨中段上部后内侧。因为耻骨下支在前阴周围，这个部位操作相对不便，所以还是针大腿中段上部后内侧治疗。

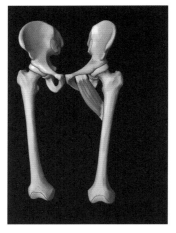

图 11-11　短收肌

十二、大收肌

大收肌起于坐骨结节、坐骨支、耻骨下支前面，止于股骨后方全长及股骨内上髁。

当大收肌的功能受到影响，就表现为大腿内收困难，大腿不能往中间并，同时伴大收肌疼痛。治疗就是远离痛点针刺，可以选用坐骨结节、坐骨支、耻骨下支前面、股骨后方或股骨内上髁等部位。一般针刺股骨后方或股骨内上髁，这样方便操作一些。

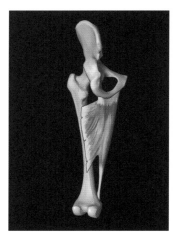

图 11-12　大收肌

十三、股薄肌

股薄肌起自于耻骨下支，也就是阴部，向下于股骨内上髁平面移行为条索状肌腱，最后以扇形放散，止于胫骨粗隆内侧。

它的病变特征是髋关节内收、屈曲或内旋困难，伴股薄肌疼痛。治疗就是远离痛点针刺或点穴，治疗部位在耻骨下支根部、胫骨粗隆内侧。

股薄肌的力量并不大，但是它提醒我们其中存在一个联系。股薄肌起于耻骨，止于胫骨粗隆内侧这个部位，说明胫骨粗隆内侧和阴部是直接联系的。胫骨粗隆内侧是足厥阴肝经的循行所过，所以我们中医讲足厥阴肝经绕阴器，其实这都是有依据的，这些本来就是有直接联系的，不是古人想象出来的。虽然古人不知道它叫个啥，但是他们知道这有一个联系的路径。如果是阴部有病变，出现痛、痒、胀等问题，你就可以在胫骨粗隆内侧针刺，就能够解决阴部的病变，这个针刺就便利多了。

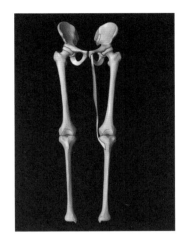

图 11-13　股薄肌

十四、尾骨肌

尾骨肌就比较小了，它起于坐骨棘和骶棘韧带，止于骶骨下部外侧缘和尾骨上部外侧缘。

尾骨肌的病变特征是骶尾部有下坠感，就是病人老觉得骶尾部往下坠。治疗的时候，在骶尾交界处针刺就可以了。骶尾部其实就是腰俞穴下边，但一定是在骶尾骨的边缘针刺。最

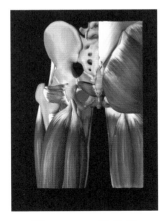

图 11-14　尾骨肌

近一位有骶尾部下坠感的病人一直在我这儿治疗，因为他的不适主要集中在靠近坐骨棘那侧，所以我针的就是骶尾交界处。

十五、髂尾肌

髂尾肌在提肛肌后部，起自坐骨棘、闭孔内肌筋膜，止于尾骨侧及肛尾韧带，尾骨的边上，这个部位是很难针刺到的。

这个肌肉有病变的时候往往是肛周下坠、疼痛，就是肛门周围有下坠疼痛感。因为髂尾肌是在提肛肌的后边，治疗时候针刺长强穴或尾骨下部外侧缘。长强穴不能垂直针刺，一定是跟尾骨平行针刺，实际上做不到完全平行，基本上是斜向上针刺到尾骨的前面。长强穴除了能解决肛周下坠病变，治疗泄泻或痔疮也是非常好的。但一般情况下很少去针刺长强穴。

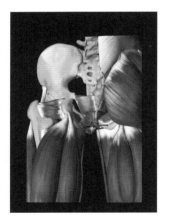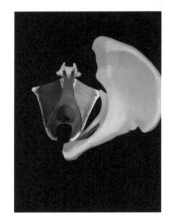

图 11-15　髂尾肌

十六、耻骨尾骨肌

耻骨尾骨肌起于耻骨下支内表面，止于尾骨和骶骨及肛尾韧带，也就是从阴部一直到尾骨，就是图 11-16 那块橘黄色的肌肉。

它的病变特征是会阴、骶、尾骨、耻骨下支部位不适，实际上是阴部不适，治疗还是针刺长强穴，针刺长强穴就能够刺激到这儿。因为前阴部针刺不方便，长强相对方便。

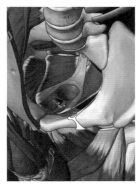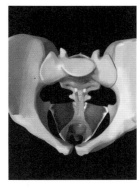

图 11-16　耻骨尾骨肌

十七、耻骨直肠肌

耻骨直肠肌起于耻骨下支上段内表面，正好是阴部，在肛门后方融合，止于肛管侧壁、后壁及会阴中心腱。

耻骨直肠肌的病变特征是直肠下段前上方升提困难，就是往前上方提肛的时候困难。治疗的时候就针刺会阴，要深刺才能扎到它。

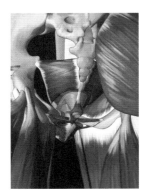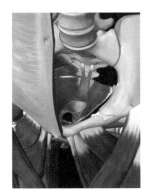

图 11-17　耻骨直肠肌

十八、肛门外括约肌

肛门外括约肌，起于会阴体，止于肛尾韧带。

因为是肛门括约肌，所以它病变的表现就是大便失禁或大便困难，治疗还是针刺会阴和长强。虽然这会儿讲的这些肌肉相对比较小，但是很重要。前几天还有一位院士来治病，他就是大小便控制不住，我给他针刺的不是长强，针刺的是廉泉，也是有效的，效果比吃药或其他的疗法好。

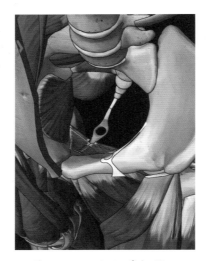

图 11-18　肛门外括约肌

十九、会阴深横肌

会阴深横肌，也就是会阴部深部的横肌，起于耻骨下支内侧缘，两侧汇合成会阴深肌肌腱缝，也就是汇合后以肌腱的形式连在一起。

会阴深横肌有病的时候，就会表现出会阴部下坠、射精无力或排尿无力这些病变。治疗用针刺或艾灸会阴穴的前方，就是在会阴穴再往前挪一点。

二十、股方肌

股方肌起于坐骨结节外侧缘，止于大转子内嵴。

它的病变特征就是髋关节外旋外展时坐骨外侧疼痛或者无力。治疗就是在坐骨结节外侧缘深刺。坐骨结节还是比较好摸的，当坐下来时，臀部与凳子直接接触的地方就是坐骨结节。臀部大转子以内疼，也可以针刺转子间嵴。让病人趴着，摸到他的大转子和坐骨结节，去估计股方肌的起止点然后针刺。

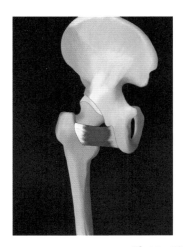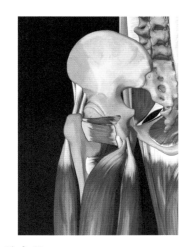

图 11-19　股方肌

二十一、下孖肌

下孖肌也是一块小肌肉。下孖肌起于坐骨结节，止于股骨大转子窝后内嵴上段，上孖肌和闭孔内肌止点的下方。

它的病变特征是髋关节外旋困难伴下孖肌疼痛或无力。治疗就是针刺股骨大转子窝后内嵴上方或环跳穴。

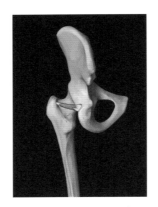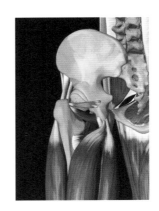

图 11-20　下孖肌

二十二、闭孔外肌

刚才讲过闭孔内肌，闭孔外肌是和它相对的肌肉。闭孔外肌起于闭孔膜及耻骨上支和下支，止于大转子后窝中段。

它的病变特点是大腿外展外旋困难，伴坐骨至大转子间的闭孔外肌疼痛或无力，也就是坐骨以上到大转子之间这一段觉得疼。治疗就是深刺大转子后窝中段，先摸好大转子再去找大转子后窝，这个地方有点接近于环跳穴的位置，比环跳穴稍微靠外些。

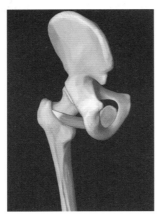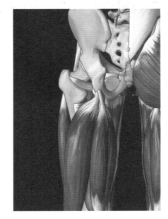

图 11-21　闭孔外肌

二十三、缝匠肌

缝匠肌是起自髂前上棘，止于胫骨上端内侧面。

它的病变特征是髋关节或膝关节屈或外旋困难，同时伴缝匠肌疼痛或无力。治疗就是远离痛点，针刺或点穴髂前上棘或胫骨上端内侧面。

缝匠肌在临床上很有意义。胫骨粗隆内侧是股薄肌的止点，能直接和阴部连起来，缝匠肌是止于胫骨上端内侧面，能和髂前上棘连起来的。所以在整个胫骨粗隆内侧这一块儿下针的话，一般平刺在骨膜上，就可以治疗从髂前上棘、阴部一直到大腿根部的疼痛，一针就可解决，就不需要在大腿根部扎针。如果要按照纬脉理论来治疗的话，也可以从后面选胸 12 和腰 1 纬脉。但是针刺胫骨粗隆内侧相对来说更简单，而且可以让病人做运动，一运动就发现不疼了，见效是很快的。

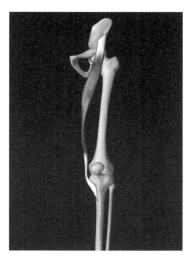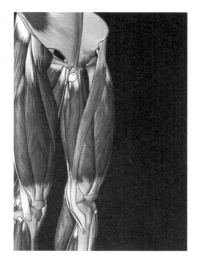

图 11-22　缝匠肌

二十四、股直肌

股直肌是股四头肌中的一个肌肉，起于髂前下棘及髋臼上缘，向下与股四头肌其余3个头续为髌韧带，通过髌骨韧带止于胫骨粗隆。胫骨粗隆这个地方，是髌骨韧带的附着点，这是一个非常重要的点，一定要记住！

股直肌一收缩能屈曲髋关节，还能够伸膝关节踢腿，所以它有病以后的表现是髋关节屈曲困难，或者伸膝关节困难，同时伴股直肌疼痛或无力。治疗就是远离痛点针刺或者点穴，治疗部位在髂前下棘、髋臼上缘、髌骨上缘、胫骨粗隆，也可以针刺髌骨上缘和胫骨粗隆之间的髌韧带。那也就是说只要大腿前侧和膝关节的疼痛，针髌骨韧带就可以。如果大腿前侧、前外侧疼痛，针刺髌骨上缘疼就可以止住。这个肌肉应该记住，因为大腿前疼痛比较多见，有时候运动太多，太累了，大腿也会有疼痛。

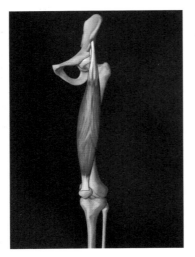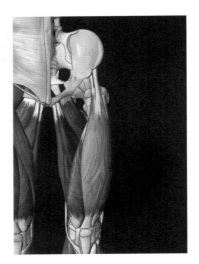

图 11-23　股直肌

第二节　关节疾病

一、耻骨联合关节病

耻骨联合关节由两侧的耻骨联合面通过纤维软骨连接而成，上、下面及前面都有韧带加强，上方的叫耻骨上韧带，下方的叫耻骨弓状韧带。与之联系最密切的有腹白线、腹直肌、耻骨肌、长收肌、短收肌、大收肌和股薄肌，也就是说耻骨这个地方又是一个与周围联系非常广泛的部位。两侧耻骨是借纤维软骨连接在一起的，相当于把它们粘在一起，所以相对来讲，它是移动能力是很小的。这个关节一般啥时候容易造成损害呢？一个就是有车祸撞击的时候，再一个就是怀孕以后，盆腔要变大，生产之前有时候会出现耻骨联合这个关节的损伤。因为耻骨联合关节与其周围的联系非常广泛，所以如果在耻骨联合这个地方扎针的话，也就是曲骨穴以及曲骨往下这一点点的区域，大家应该能想到它能够治疗多少病了吧。只要与它关联的这些病都可以从耻骨联合关节这儿来一针。如果记不了这么多，一定要记住曲骨穴是一个重要的穴位。

如果耻骨出了问题，它的表现是耻骨联合疼痛。治疗也是从和它相联系的那些地方去下针，可以选用天枢、气海、股骨后方、股骨内上髁或胫骨上端胫骨粗隆内侧区域。我们看看，天枢在腹直肌上，气海在腹白线上。股骨后方是耻骨肌、短收肌、长收肌和大收肌。胫骨内上髁也是大收肌的止点。胫骨上端胫骨粗隆内侧区域实际上就是股薄肌的止点。所以如果耻骨关节有毛病，我们针刺胫骨粗隆的内侧和气海就够了，因为针这些部位是不影响活动的，然后让病人来回活动相关肌肉，让他找一找这个疼痛点，如果不疼了那就行了，或者是反复地给他针一段时间就可以解决这个问题了。

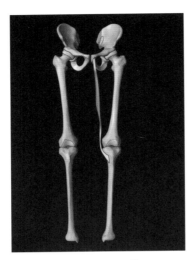

图 11-24　股薄肌

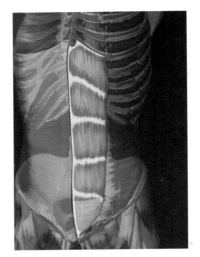

图 11-25　腹直肌

二、髋关节病

刚才有人谈到股骨头坏死的问题，其实我们要想解决骨头坏死，光在局部扎针是没有用的。我说了任何病变的部位要解决它，都必须在它周围做文章，只有周围健康了，那个病变的部位才能够修复。所以它的治疗我们就要搞清楚哪些肌肉是跨越它的，哪些是跟它联系最紧密的，在这些问题上做文章，它就可以得到改善。不要老想骨头、骨头的血管，光在这上面做文章是不行的。

髋关节是由股骨头和髋臼相对构成的。它涉及的肌肉包括腰大肌、髂肌、臀大肌、臀中肌、臀小肌、梨状肌、闭孔内肌、闭孔外肌、股方肌、上孖肌和下孖肌。那些小的肌肉都不用管了，你们只要记住几块大的肌肉。

如何活动腰大肌？将下肢伸直，脚尖内旋、外旋就锻炼腰大肌了。髂肌也是这样锻炼。那么臀大肌、臀中肌、臀小肌，它们就附着在股骨大转子这一块儿，所以我们可以在这儿扎针。也可以在髂骨的外侧针刺。另外还能针刺骶骨的边缘治疗梨状肌。这样针刺的话就会影响到整个髋关节，它必然会改善股骨头的一些病态。所以想短时间内把股骨头坏死治好，几乎是不可能的，一定是慢慢地修复。

髋关节的病变特征是髋关节疼痛伴活动障碍。治疗的时候就从与它相关的肌肉起止点来考虑，可以针刺胫骨粗隆外上方区域、髂嵴以及骶骨外侧缘，配合髋关节太极操。髋关节太极操是怎么做的呢？除了刚才我说的把腿伸直脚尖做内旋、外旋运动，也就是脚尖顺时针、逆时针画圈。还有一个就是站直了晃动髋部，类似于晃呼啦圈，只不过你把呼啦圈放在髋关节了。但是因为髋关节有损伤以后，晃动的幅度不能够太大，要量力而行，慢慢地晃，它的功能就能得到恢复。

第十二章

股、膝、小腿运动功能单元疾病

下面讲这个股、膝、小腿运动功能单元的疾病。缝匠肌、股直肌与股薄肌都与本功能单元相关，但是前面已经讲过了，这一章就不再赘述。

第一节　肌肉和肌腱疾病

一、股外侧肌

股外侧肌它是不跨髋关节的，但是它是跨膝关节的。股外侧肌起于股骨大转子及股骨粗线外侧唇，止于髌骨外上缘、膝关节囊等处，与股四头肌其余三头形成股四头肌肌腱，股四头肌肌腱向下续为髌韧带，最终止于胫骨粗隆。

当它收缩时能伸展膝关节，也就是踢小腿。所以当膝关节伸展困难，伴有大腿外侧疼的时候，那可能是股外侧肌的病。治疗还是远离痛点针刺或点穴，治疗部位在髌骨外上角处、股骨大转子的前侧。另外也可以针刺髌骨韧带、髌骨韧带附着点（也就是胫骨粗隆）。

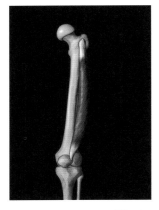
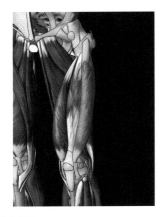

图 12-1　股外侧肌

二、股中间肌

股中间肌起于股骨的前面和侧面，止于髌骨上缘。

它的病变特征也是膝关节伸展困难，伴股中间肌疼痛或无力。针刺也是远离痛点针刺，治疗部位在髌骨上缘、髌韧带、髌韧带附着点或股骨大转子下方股骨前面。但是一般我们不针刺股骨前面，因为针刺这里的时候膝关节不能动，一活动肌肉一收缩，针就弯了，所以我们一般针刺髌骨上缘、髌韧带或者它的附着点，这样就可以治疗股中间肌的疼痛或无力，同时也可以治疗膝关节痛。

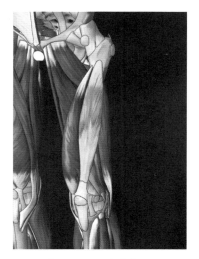

图 12-2　股中间肌

三、股内侧肌

股内侧肌起于股骨粗线内侧唇和转子间线，止于髌骨内上缘，也是通过髌韧带，止于胫骨粗隆上。它的病变特征也是膝关节伸展困难伴股内侧肌疼痛或无力。治疗就是远离痛点针刺，治疗部位在大转子下方股骨内侧缘、髌骨内上角、髌韧带以及髌韧带附着点，其实我们基本上也不扎腿部。

因为股四头肌四个头都是通过髌骨，最后止于胫骨粗隆，针刺胫骨粗隆可以治疗膝关节的病以及大腿前边的病。所以胫骨粗隆非常重要，是一个必须要关注的点，临床用起来非常有效，但是很多人还不知道，所以这个要记下来。

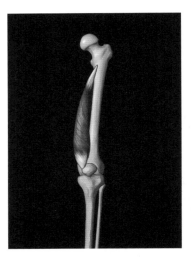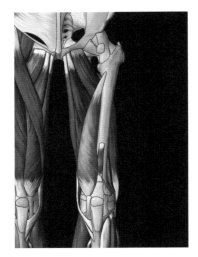

图 12-3　股内侧肌

四、股二头肌长头

下面就要开始讲大腿后侧肌群了。

股二头肌长头起于坐骨结节，止于腓骨小头外侧。它收缩的时候使膝关节屈曲以及外旋，所以如果膝关节屈曲外旋出现困难，伴有股二头肌疼痛或无力，就是大腿后侧疼或无力，就要考虑是股二头肌的长头有病。治疗就是远离痛点针刺坐骨结节或腓骨小头。因为腓骨小头这里除了皮就是肌腱，所以还能点穴或艾灸。

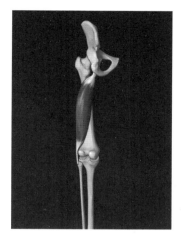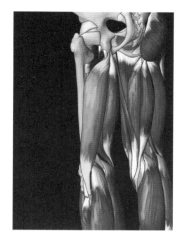

图 12-4　股二头肌长头

五、股二头肌短头

股二头肌的短头，它是起于股骨粗线外侧唇，止于腓骨小头外侧。大家也要记住腓骨小头这个部位，它是大腿后侧部分肌肉集中汇集的一个地方。大腿前侧肌肉是汇集在胫骨粗隆，后侧部分肌群就在腓骨小头了，所以要把腓骨小头这个部位记好。

如果膝关节屈曲困难，伴股二头肌短头疼痛或无力，要考虑是股二头肌短头问题。治疗就是远离痛点，针刺股骨背面，或针刺、点压腓骨小头。如果针刺股骨后面，就不要让病人做屈膝的动作。一般情况下我们治疗部位还是选腓骨小头。

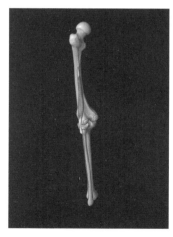

图 12-5　股二头肌短头

各论 · 第十二章　股、膝、小腿运动功能单元疾病

六、半腱肌

半腱肌也是起于坐骨结节，止于胫骨上端内侧面。当半腱肌有病的时候，髋关节伸展困难，合并膝关节屈曲内旋困难，伴有大腿后内侧半腱肌疼痛或无力。针刺就远离痛点，针刺坐骨结节或者胫骨上端内侧面。

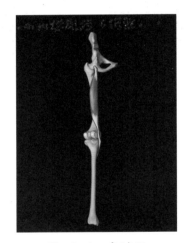

图 12-6　半腱肌

七、半膜肌

半膜肌也起自于坐骨结节外侧缘，止于胫骨内侧髁后面。所以坐骨结节也是一个非常重要的部位，但是这儿针刺不方便，因为这人总是要坐的，在这儿扎还怕感染。

它的病变特征就是髋关节伸展困难合并膝关节屈曲内旋困难，伴大腿后内侧半膜肌疼痛或无力。治疗就是远离痛点，针刺坐骨结节外侧缘或者胫骨内侧髁后面。

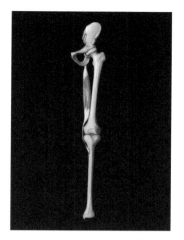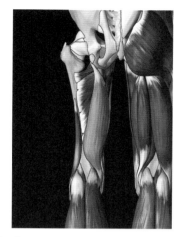

图 12-7　半膜肌

八、腓肠肌

腓肠肌是和膝关节联系更加紧密的又一个肌肉。腓肠肌有两个头，分别起自于股骨的内上髁和外上髁，汇合后以跟腱止于跟骨结节。腓肠肌有了问题以后，会出现膝关节或踝关节屈曲困难，同时伴腓肠肌疼痛或无力。治疗的时候我们选择针刺跟腱或者股骨内、外上髁后上方。

针刺跟腱是李少波老师给我讲的，这是他们家祖传的针法。曾经有一个舞蹈演员，好像是腿受伤或其他的原因导致腿不能动，几乎就是要中止舞蹈生涯。李少波老师就给

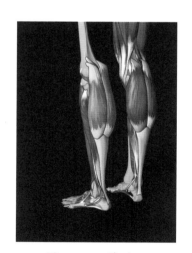

图 12-8　腓肠肌

她针刺跟腱，然后这个病人的腿就好了，所以我的印象是很深的。注意针刺跟腱的时候，要针在跟腱的附着点上。大家把脚稍微勾一勾，在跟腱最平的那个面也就是内踝或外踝尖正后方下针，要是靠上的话针进去以后会

感觉里面是悬空的，所以要靠下一点，针进去以后感觉不悬空就知道针的地方是对的。当然针得靠上也没关系，只是病人在活动的时候针容易弯，针在附着点这个地方它不容易弯，这是针刺跟腱的要点。再一个就是股骨内、外上髁的后方，但是这个地方我们一般不针，因为针起来比较困难。如果病人趴着是可以针的，针上以后再让他做往回勾腿的动作。但如果病人是坐着的，这个部位就不好找，所以一般我们主要是针跟腱来治腓肠肌的问题。如果是膝关节疼，一会儿我们再讲有几个部位可以用，其中跟腱就是一个非常重要的部位，治疗膝关节痛非常好。

九、跖肌

跖肌起于股骨外上髁腓肠肌外侧头的上方，游走于小腿后侧的腓肠肌与比目鱼肌之间，止于跟骨结节内缘。它的病变特征是膝关节或踝关节屈曲时跖肌疼痛。治疗也是远离痛点，针刺股骨外上髁上缘或跟骨内缘。

跖肌也是一个退化的肌肉，它的力量几乎不起作用，但是它提醒我们有这样一个联系：股骨的外上髁和跟腱的内侧这两点之间是有密切联系的。如果出现股骨后外侧不舒服的时候，可以选跟腱内侧给它扎一针，不

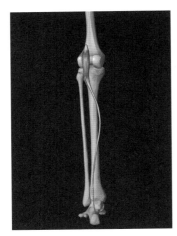

图 12-9　跖肌

舒服就可以缓解了。所以跖肌就是给我们留下一个线索，就是它们之间原本是一个点，后来在发育的过程中只不过是离远了，但还保留一个联系，它的意义就在这儿。

十、腘肌

腘肌这个肌肉我们一般平时也很少注意，它的力量也不足够大。它起

于股骨外侧髁的外侧面上缘，止于胫骨上方后侧。它的功能是使膝关节屈曲和小腿旋内，如果是膝关节屈曲或小腿旋内困难伴腘窝疼痛的话，可能跟腘肌有关系。治疗方法是远离痛点在起止点针刺或者点穴，治疗部位在股骨外侧髁外侧面上缘或胫骨上方后侧。

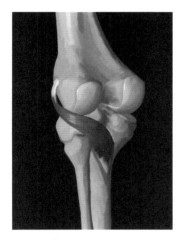

图 12-10　腘肌

第二节　关节疾病

膝关节病

膝关节病在临床上比较常见。膝关节是由股骨内外上髁、胫骨内外侧髁、髌骨、关节囊和韧带等构成。膝关节病常见的表现有膝关节疼痛、肿胀、屈伸困难、旋内旋外困难和站立行走困难。

治疗的方法有以下三个：

①各种膝关节病：一定要做膝关节太极操。膝关节太极操有两种做法，一个是单脚站着的时候，另一只脚离地做膝关节的旋转，其实动作非

常轻，它的旋转幅度是非常小的，不要太快，也不用做太多，不要做得很累；第二个就是坐在凳子上让脚跟离开地，用脚跟在水平面上画圈儿，也是顺画 9 个圈，倒画 9 个圈就够了，没事的时候做几组，这样膝关节就健康了。因为每一个关节只要做圆周运动，它的韧带、肌肉、关节等所有的组织都能得到全方位的调整，这样膝关节病就容易好。如果仅仅在一个方面用力，它只是在那一个方向上强了，但是其他的方向上不强也不行。协调才是健康，光强壮不是健康。而太极操就是让我们的每一个部位处于协调状态，所以太极操是必须要做的，各种膝关节病都需要做。

②屈伸困难：针刺或点穴跟腱和髌韧带，配合膝关节太极操。其实扎髌韧带附着点更好一点。扎上针后，做膝部太极操，做膝关节屈伸运动，膝关节的疼痛明显地就缓解了，非常迅速，迅速到你不敢想象。

③旋内旋外困难：针刺或者点穴髂前上棘和髂嵴前部的上缘。髂嵴的前段这一部分，只要针这个地方，膝关节旋内旋外困难就可以解决。大家返回去看前面讲过的肌肉的起止点就知道我们为什么这么选穴了。

膝关节太极操演示视频如下：

（请用微信扫描二维码即可观看）

第十三章

小腿、踝、足运动功能单元疾病

下面讲小腿、踝足运动功能单元。腓肠肌和跖肌也涉及这个功能单元，前面已经讲过，所以下面就不再讲了。

第一节　肌肉与肌腱疾病

一、比目鱼肌

比目鱼肌起于胫骨、腓骨上段的后面，也是以跟腱止于跟骨结节。我们一直都在强调跟腱这个部位的重要性，因为小腿后面的许多肌肉，它们的信息最后都要通过跟腱传递到脚掌，所以跟腱是一个非常关键的点。比目鱼肌有病以后，踝关节跖屈困难，也就是脚掌往下把脚背伸直困难，然后伴有小腿深部比目鱼肌疼痛或无力。治疗就是远离痛点针刺或者点穴，治疗部位在胫、腓骨上段后面或者跟腱。但是这个肌肉比较丰厚，在胫、腓骨上段后面，一般也是静态的针

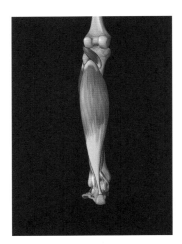

图 13-1　比目鱼肌

刺，不要活动，所以我们只针跟腱就可以了。如果是跟腱疼，你就针肌肉起点。

二、趾长伸肌

趾长伸肌是起自腓骨前面、胫骨外侧髁下缘和小腿骨间膜，至足背分为4个腱到第2～5趾，以趾背腱膜止于第2～5趾中节、远节趾骨底背面。

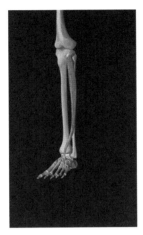

趾长伸肌有病以后会出现伸踝关节（勾脚）困难或第2～5趾背伸困难，也就是这个肌肉病变往往表现为踝关节不能够往回勾，脚趾头也不能往上伸，同时伴胫骨前肌趾长伸肌疼痛或无力。治疗远离痛点在起止点针刺或点穴都是可以的，治疗部位在胫骨外侧髁下缘、足三里、阳陵泉或者第2～5趾中节/远节趾骨底背侧。但是针上

图 13-2　趾长伸肌

足三里后，做勾脚的动作针刺的地方会疼痛，所以往上一点就针在它的起点，这样运动肌肉的时候不增加痛苦，同时疼痛也可以缓解。

我前面说过，以前自己对针刺治疗痛风没什么底气，而当时就是针了那个病人的足三里，他的脚疼、红肿就缓解了。

三、胫骨前肌

胫骨前肌起于胫骨外侧面，止于内侧楔骨内侧面和第1跖骨底内侧面。这就相当于趾长伸肌管2～5这4个趾头，胫骨前肌支配足大趾。

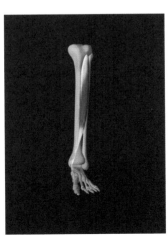

胫骨前肌的病变特征是踝关节背伸（勾脚）困难或足内翻困难，同时伴胫骨前肌疼痛或无力。治疗就是远离痛点针刺或点按肌

图 13-3　胫骨前肌

肉起止点，治疗部位在胫骨外侧面、足三里、上巨虚、内侧楔骨内侧面或第1跖骨底内侧面。第1跖骨底内侧面有个穴位，叫公孙穴，但是针刺的时候还真不是按公孙穴针，而是直接冲着骨头针。

大家看看胫骨前肌和趾长伸肌的起点是不是挨着的？所以针胫骨上端外侧这个地方，不管足大趾还是其他4个趾头，只要是脚趾头有毛病，在这个地方扎针、点按就管事儿，此外常用的足三里、上巨虚都可以。

四、腓骨长肌

腓骨长肌起于腓骨外侧面，经过外踝后方转向前，绕至足底，斜行向足内侧，止于内侧楔骨和第1跖骨底跖面，也就是在公孙穴的位置。因为腓骨长肌起于外踝外后转至足内，所以如果它要收缩，脚是外翻的。因此它的病变特征是足外翻困难或踝关节跖屈困难，伴小腿外侧腓骨长肌疼痛或无力。治疗就是远离痛点针刺或点穴肌肉起止点，治疗部位在腓骨外侧面、内侧楔骨跖面或第1趾骨底跖面。如果是胫骨外侧面痛，就针公孙。如果是足大趾脚掌底痛，就针腓骨小头下方，其实就是阳陵泉后方的腓骨面上。

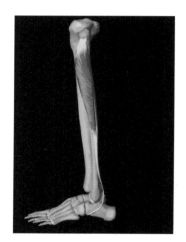

图 13-4　腓骨长肌

五、足大趾长伸肌

足大趾长伸肌还是起于腓骨上，起于腓骨内侧面和骨间膜，止于足大趾远节趾骨底背侧。它一收缩，足大趾是往上翘的，能背伸足大趾和踝关节。所以它的病变特征是足大趾或踝关节背伸困难，同时伴有足大趾长伸肌疼痛或无力。治疗就是远离痛点针刺或者点穴。治疗部位在中段腓骨内侧面和骨间膜，或足大趾远节趾骨底背侧，相当于大敦穴的位置。

我们前两天来了一个病人，他是崴了脚出现内踝外踝间的前面疼，我给他在足大趾趾甲的后面扎上针，踝关节疼痛立即就没有了，非常迅速。为啥能治好？因为足大趾长伸肌是在内外踝间的前面往下走，一直到足大趾甲后面，我针足大趾长伸肌就可以调节这个区域内的病变。所以大家要记住，不要光想着肌肉起止点只管这个肌肉，而是与这个肌肉相关联的它都管。虽然我们是讲功能单元，大家一定要知道与功能单元相关的其他组织同时也会被调整，而不仅仅是一个功能单元或一个肌肉。

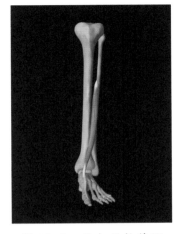

图 13-5　足大趾长伸肌

六、足大趾长屈肌

足大趾长屈肌起自腓骨后下 2/3 后面及骨间膜，止于足大趾远节趾骨底下面。大家看支配足大趾的肌肉，都是从腓骨上过来的。足大趾长屈肌一收缩，脚掌是往下屈的。所以它的病变特征是足大趾屈曲困难，伴随足大趾长屈肌疼痛或无力。治疗是远离痛点针刺或者点穴，治疗部位在腓骨后下 2/3、胫腓骨骨间膜，或足大趾远节趾骨底下面。

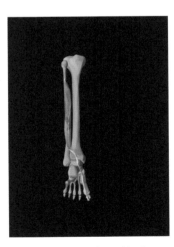

图 13-6　足大趾长屈肌

七、胫骨后肌

胫骨后肌是起自胫骨、腓骨和小腿骨间膜后面，长腱经内踝之后到足底内侧，止于舟骨粗隆和内侧、中间及外侧楔骨跖面，就相当于公孙穴的后边。它的病变特征是踝关节跖屈困难或足内翻困难，同时伴胫骨后肌疼痛或无力。所以治疗还是远离痛点，在起止点上针刺或点穴，治疗部位在全部小腿骨间膜、舟骨粗隆跖面、内侧楔骨跖面、中间楔骨跖面或外侧楔骨跖面。它是走行在内踝后边的，所以实际上我们还可以针太溪穴治疗这个肌肉痛。如果脚也痛，腿也痛，针一个太溪也就可以了。

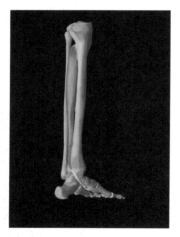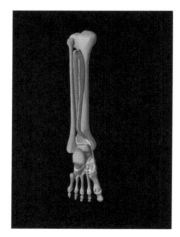

图 13-7　胫骨后肌

八、趾长屈肌

趾长屈肌起自胫骨中段后面，止于第 2～5 趾远节趾骨底下面。趾长屈肌就是支配 2～5 趾屈曲的肌肉，脚趾抠地的时候就是这块肌肉在起作用。

趾长屈肌的病变特征：①踝关节屈曲困难伴胫骨后趾长屈肌疼痛或无

力。②足内翻困难伴胫骨后趾长屈肌疼痛或无力。③第2～5跖趾关节屈曲困难伴胫骨后趾长屈肌疼痛或无力。④第2～5趾骨间关节屈曲困难伴胫骨后趾长屈肌疼痛或无力。治疗就是远离痛点针刺或点穴肌肉起止点，治疗部位在胫骨中段后面、第2～5趾远节趾骨底下面。实际上，如果脚趾头疼痛，除了针刺胫骨中段后面，还可以针刺承山或者承山偏外一点，或者针刺太溪，都是可以的。

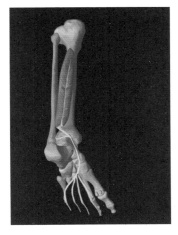

图 13-8　趾长屈肌

九、腓骨短肌

　　腓骨短肌起于腓骨外侧面下方，止于第5跖骨粗隆。因为这块肌肉在小腿外侧，所以它的病变特征是踝关节跖屈困难或足外翻困难，同时伴腓骨短肌疼痛或无力。治疗就是远离痛点，针刺或点穴起止点，治疗部位在腓骨外侧面下方、第5跖骨粗隆。我们在临床上遇到这类病人，如果是小腿腓骨外面下方疼痛，我们就针第5跖骨粗隆；如果是

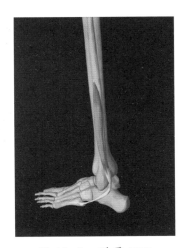

图 13-9　腓骨短肌

第5跖骨粗隆疼痛，就在腓骨外面下方给他来一针就能迅速缓解。所以所有的肌肉疼痛疾病，只要我们按照功能单元理论来用针的话几乎都是非常有效的。

十、第3腓骨肌

第3腓骨肌仍然是起于腓骨的，起于腓骨下1/3前面及骨间膜，止于第5跖骨后1/3段上面。刚才腓骨短肌是止于第5跖骨的外缘，第3腓骨肌是止于它的上边。这块肌肉收缩也能让脚外翻或踝关节背伸，但是这个作用很弱，不过一旦伤了它，也会有轻微的足外翻困难或踝关节背伸困难，同时伴外踝前上下部分疼痛。治疗还是远离痛点，针刺或点穴肌肉起止点，治疗部位在腓骨下1/3前面，或第5跖骨后1/3段上面。

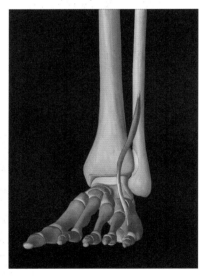

图 13-10　第 3 腓骨肌

第二节　关节疾病

踝关节病

踝关节是由胫骨、腓骨下端的关节面与距骨滑车构成，又名距骨小腿关节。它的病变特征就是踝关节的肿痛、扭伤或屈伸困难等。治疗方法就是针刺或点穴配合踝关节太极操，治疗部位就要想到踝关节涉及的肌肉、骨骼了。治疗部位是腓骨小头下缘、胫骨内外侧髁下缘、股骨内外侧髁后方、太冲穴、足大趾跖骨底和第 5 趾骨底外侧面，这些都是治疗踝关节病常用的部位，其中腓骨小头下缘和胫骨内外侧髁下缘都是非常重要的部位。另外一定要配合做踝关节的太极操，针刺这些治疗部位不影响踝关节运动，固定膝部，用整个前脚掌来画圈，这样针刺与运动配合的话，踝关节就不疼了。

第十四章

足部运动功能单元疾病

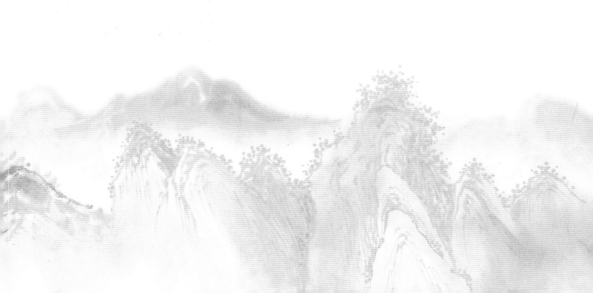

下面要讲的就是脚上的肌肉了，脚上的肌肉和手上的是类似的，虽然有很多，但只要记住几个主要的肌肉就可以应对常见问题了。

第一节　肌肉和肌腱疾病

一、足大趾短伸肌

足大趾短伸肌是起自跟骨前上侧面，止于足大趾近节趾骨底上面。它的功能是让足大趾往上翘，所以它的病变特征是足大趾跖趾关节背伸困难，伴足背足大趾伸肌疼痛或无力。治疗就是远离痛点针刺或点穴，治疗部位在跟骨前上侧面，足大趾近节趾骨底背侧。

刚才我说了，针刺足大趾远节趾骨底的上面可以治疗踝关节之间脚背这个地方的疼痛，效果是非常好的。不需要哪儿疼就在哪儿扎针，可以在远端扎。

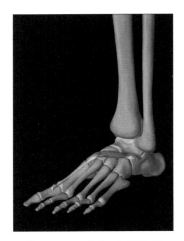

图 14-1　足大趾短伸肌

二、足趾短伸肌

足趾短伸肌起于跟骨前外侧面，止于第 2 ~ 4 趾中节趾骨底上面。它收缩能让中间三个趾头往上伸，所以病变以后，会出现第 2 ~ 4 跖趾关节和趾骨间关节背伸困难，伴足背足趾短伸肌疼痛或无力。治疗还是远离痛点针刺或点按肌肉的起止点，治疗部位在跟骨前外侧面或第 2 ~ 4 趾中节趾骨底上面。其实如果是跟骨前外侧面疼痛，在 2 ~ 4 趾中随意选一个穴位都可以，针完疼痛就能缓解。

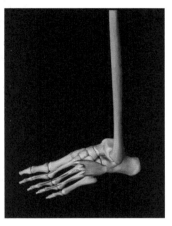

图 14-2　足趾短伸肌

三、背侧第 1 跖骨间肌

背侧第 1 跖骨间肌起于第 1、2 跖骨相对面（同一侧），止于第 2 趾近节趾骨底内侧面。它的病变特征是第 2 跖趾关节背伸困难或第 1、2 趾间关节并拢困难，同时伴第 1 跖骨间疼痛或无力。治疗就是远离痛点，针刺或点穴肌肉起止点，治疗部位在太冲、第 2 趾近节趾骨底内侧面。

这个和下面几个都是背侧的跖骨间肌，这几个肌肉都很微弱，主要是让几

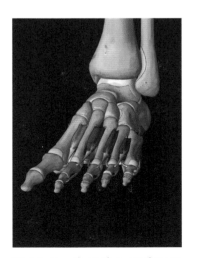

图 14-3　背侧第 1 跖骨间肌

个趾头并拢的，往往是要有毛病一起有毛病，这个我就不细讲了。

四、背侧第 2 跖骨间肌

背侧第 2 跖骨间肌起于第 2、3 跖骨相对面，止于第 2 趾近节趾骨底外侧面。它的病变特征：①第 2 跖趾关节背伸困难伴背侧第 2 跖骨间肌疼痛。②第 2、3 趾间关节并拢困难伴背侧第 2 跖骨间肌疼痛。③第 2 趾外展困难伴背侧第 2 跖骨间肌疼痛。治疗方法就是远离痛点针刺或点穴肌肉起止点，治疗部位在陷谷或第 2 趾近节趾骨底外侧面。

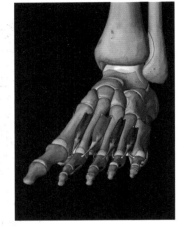

图 14-4　背侧第 2 跖骨间肌

五、背侧第 3 跖骨间肌

背侧第 3 跖骨间肌起于第 3、4 跖骨相对面，止于第 3 趾近节趾骨底外侧面。它的病变特征：①第 3 跖趾关节背伸困难伴背侧第 3 跖骨间肌疼痛。②第 3、4 趾间关节并拢困难伴背侧第 3 跖骨间肌疼痛。③第 3 趾外展困难伴背侧第 3 跖骨间肌疼痛。治疗还是远离痛点针刺或点穴肌肉起止点，治疗部位在第 3、4 跖骨间或第 3 趾近节趾骨底外侧面。

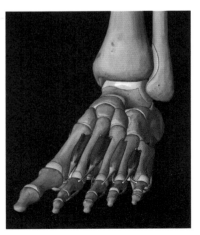

图 14-5　背侧第 3 跖骨间肌

六、背侧第 4 跖骨间肌

背侧第 4 跖骨间肌起于第 4、5
跖骨相对面，止于第 4 趾近端趾骨底
外侧面。它的病变特征：①第 4 跖趾
关节背伸困难伴背侧第 4 跖骨间肌疼
痛。②第 4、5 趾间关节并拢困难伴背
侧第 4 跖骨间肌疼痛。③第 4 趾外展
困难伴背侧第 4 跖骨间肌疼痛。治疗
也是远离痛点针刺或点穴肌肉起止点，
部位在足临泣或第 4 趾近节趾骨底外
侧面。

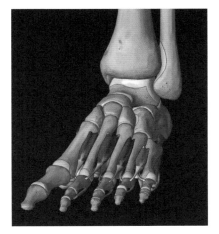

图 14-6　背侧第 4 跖骨间肌

七、足小趾外展肌

足小趾外展肌起于跟骨结节下面外侧部
分，止于小趾近节趾骨底外侧面。足小趾外
展肌能使足小趾外展，所以它病变的时候，
会出现足小趾外展困难或第 5 跖趾关节屈曲
困难，伴脚掌外侧疼痛。治疗还是远离痛点
针刺或点穴，治疗部位在跟骨结节下面外侧
部分、小趾近节趾骨底外侧面。

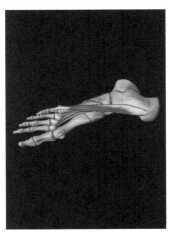

图 14-7　足小趾外展肌

八、蹬展肌

蹬展肌起于跟骨结节前内侧缘，止于足大趾近节趾骨底下面内侧。它收缩的时候能使足大趾往外展，所以它有病以后，会出现维持足弓困难，或足大趾跖屈困难，同时伴脚掌内侧足大趾展肌疼痛或无力。治疗也还是远离痛点针刺或点穴，治疗部位在跟骨结节前内侧部分、足大趾近节趾骨底下面内侧。

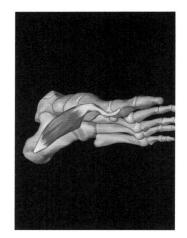

图 14-8　足大趾展肌

九、趾短屈肌

趾短屈肌起于跟骨结节前正中部分，止于第 2 ~ 5 趾中节趾骨底下面。这块肌肉在比较深的部位，它收缩能使 2 ~ 5 脚趾屈曲，所以它的病变特征是第 2 ~ 5 跖趾关节、趾骨间关节跖屈困难伴足底中部疼痛或无力。治疗还是远离痛点针刺或点穴，治疗部位在跟骨结节前正中部分或第 2 ~ 5 趾中节趾骨底下面。一般我们不会去针脚趾头或脚跟处，但是它是有效的。

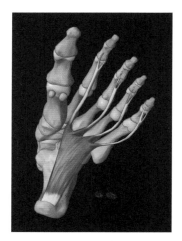

图 14-9　趾短屈肌

十、足底方肌

足底方肌起于跟骨结节前面，止于趾长屈肌腱。它的病变特征是第2～5趾骨间关节跖屈困难伴脚掌疼痛。治疗方法是远离痛点针刺或点穴，治疗部位在足心，也就是涌泉穴，或足跟结节前缘。

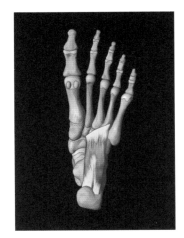

图 14-10　足底方肌

十一、小趾短屈肌

小趾短屈肌起于第5跖骨底跖面，止于第5趾近节趾骨底下面外侧缘。它的病变特征是第5跖趾关节屈曲困难伴小趾屈短肌疼痛。治疗还是远离痛点针刺或点穴，治疗部位在第5跖骨底跖面、第5趾近节趾骨底下面外侧缘。

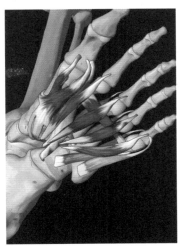

图 14-11　小趾短屈肌

十二、足第 1 蚓状肌

　　足第 1 蚓状肌起于趾长屈肌腱，止于第
2 趾近节趾骨底下面。它的病变特征是第 2
跖趾关节屈曲困难伴第 2 跖骨下方疼痛。治
疗方法还是远离痛点针刺或点穴，治疗部位
在第 2 趾近节趾骨底下面。

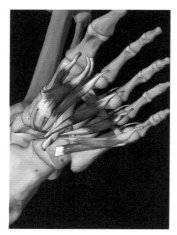

十三、足第 2 蚓状肌

图 14-12　足第 1 蚓状肌

　　足第 2 蚓状肌起于趾长屈肌腱，止于第 3 趾近节趾骨底下面。它的病
变特征是第 3 跖趾关节屈曲困难伴第 3 跖骨下方疼痛。治疗方法还是远离
痛点针刺或点穴，治疗部位在第 3 趾近节趾骨底下面。

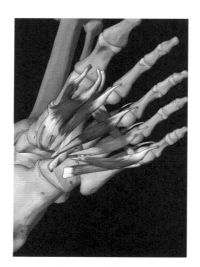

图 14-13　足第 2 蚓状肌

十四、足第 3 蚓状肌

足第 3 蚓状肌起于趾长屈肌腱,止于第 4 趾近节趾骨底下面。它的病变特征是第 4 跖趾关节屈曲困难伴第 4 跖骨下方疼痛。治疗方法也是远离痛点针刺或点穴,治疗部位在第 4 趾近节趾骨底下面。

十五、足第 4 蚓状肌

足第 4 蚓状肌起于趾长屈肌腱,止于足小趾近节趾骨底下面。它的病变特征是第 5 跖趾关节屈曲困难伴第 5 跖骨下方疼痛。治疗方法是远离痛点针刺或点穴,治疗部位在足小趾近节趾骨底下面。

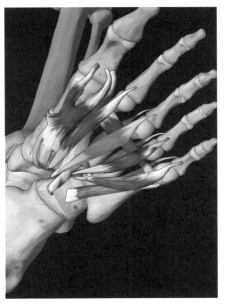

图 14-14　足第 4 蚓状肌

十六、足小趾对掌肌

足小趾对掌肌起于足底长韧带和腓长肌腱，止于第5跖骨头后外侧面。它的病变特征是小趾对掌困难伴脚掌外侧疼痛。治疗方法是针刺或点穴，治疗部位在第5跖骨头后外侧面。

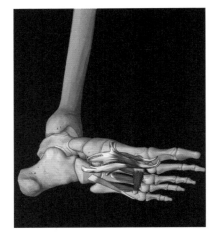

图 14-15　足小趾对掌肌

十七、足大趾收肌斜头

足大趾收肌分斜头和横头。足大趾收肌斜头是起于2~4跖骨底掌面，止于足大趾近节趾骨底外侧。它的病变特征是足大趾内收困难或足大趾跖趾关节屈曲困难，同时伴脚掌前内侧疼痛。治疗方法是远离痛点针刺或点穴，治疗部位在足心或足大趾近节趾骨底外侧。

十八、足大趾收肌横头

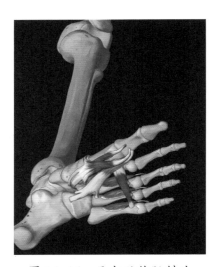

图 14-16　足大趾收肌斜头

这个肌肉比较特别。足大趾内收横肌起于3~5趾骨头下面，止于足大趾近节趾骨底外侧。它的病变特征是足大趾内收困难伴跖趾关节后疼痛（足大趾外翻）。治疗就是针刺3~5趾骨头后下面。

大家看这个肌肉是在脚掌前边，是将跖骨头连起来的，这块肌肉是可以往中间并的，然后止于足大趾近节趾骨底，所以它功能正常的时候大脚趾才能够内收。如果足大趾收肌横头痉挛，足大趾的跖趾关节就向足外侧方向凹进去了。如果它无力松弛了，足大趾的跖趾关节就向足内侧方向突出了。

我们曾经有一个病人就是二脚趾压在大脚趾上，然后足大趾外翻得特别厉害。于是我们从公孙和太白这个地方下针刺激这个肌肉，大概也就是几分钟，她的二脚趾就从大脚趾上放下来了。这个病人还有一个明显的特点，在短期内换了好多双鞋，怎么换鞋都是前脚掌疼，总认为鞋不合适。这其实就是足大趾收肌横头有病了。拇外翻其实是足大趾往外倾斜，伴足大趾的跖趾关节往内突出，所以治疗这种病，在这个肌肉上做文章是有效的。一般一见这个病就没招，就手术，而且手术也不一定好，但针灸还是有效的。另外如果这块肌肉老疼，也可以用针灸来给它止痛，来调节它，炎症缓解以后疼痛就可以改善了。当足大趾跖趾关节往内翻，抻着肌肉它也会痛，但是只要调节它的周围，就可以纠正这种病，这种病的突出特点就是局部痛。

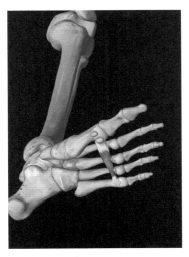

图 14-17　足大趾收肌横头

十九、足大趾短屈肌外侧头

足大趾短屈肌外侧头起于骰骨、楔状骨、第 1 跖骨、跟骰足底韧带，止于足大趾近节趾骨底掌面外侧。它的病变特征是第 1 跖趾关节屈曲困难伴第 1 跖骨跖面疼痛。治疗方法远离痛点针刺或点穴，治疗部位在公孙或足大趾近节趾骨底掌面外侧。

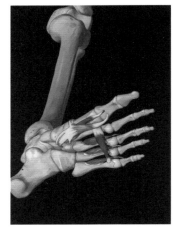

图 14-18　足大趾短屈肌外侧头

二十、足大趾短屈肌内侧头

足大趾短屈肌内侧头起于第 1 跖骨底内侧缘，止于足大趾近节趾骨底掌面内侧。它的病变特征是第 1 跖趾关节屈曲困难伴第 1 跖骨下方疼痛。治疗方法是远离痛点针刺或点穴，治疗部位在公孙、太白，或足大趾近节趾骨底掌面内侧。

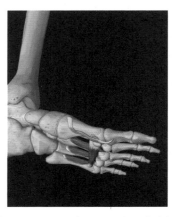

图 14-19　足大趾短屈肌内侧头

二十一、掌侧第 1 跖骨间肌

掌侧第 1 跖骨间肌起于第 3 跖骨底内侧缘，止于第 3 趾近节趾骨底内侧。它的病变特征是中趾向第 2 趾并拢困难，或第 3 跖趾关节屈曲困难，同时伴骨间肌疼痛。治疗方法是远离痛点针刺或点穴，治疗部位在内庭穴或涌泉穴。

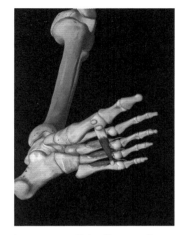

图 14-20　掌侧第 1 跖骨间肌

二十二、掌侧第 2 跖骨间肌

掌侧第 2 跖骨间肌起于第 4 跖骨内侧，止于第 4 趾近节趾骨底内侧。它的病变特征是第 4 趾向第 3 趾并拢困难，第 4 跖趾关节屈曲困难，同时伴骨间肌疼痛。治疗方法远离痛点针刺或点穴，治疗部位在第 4 趾近节趾骨底内侧，或第 3、4 跖骨之间。

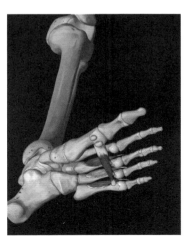

图 14-21　掌侧第 2 跖骨间肌

二十三、掌侧第3跖骨间肌

掌侧第3跖骨间肌起于第5跖骨内侧，止于第5趾近节趾骨底内侧。它的病变特征是第5趾向第4趾并拢困难，或第5跖趾关节屈曲困难，同时伴骨间肌疼痛，治疗方法是远离痛点针刺或点穴，治疗部位在第5趾近节趾骨底内侧，或第4、5跖骨之间。

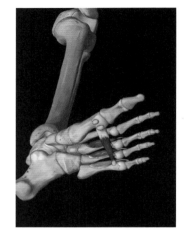

图 14-22　掌侧第 3 跖骨间肌

第二节　关节疾病

足部关节病

足部的关节太多了，主要包括跖趾关节和趾骨间关节。如果足部任何部位出现关节疼痛、肿胀、活动障碍，治疗的时候我们都要采取远离痛点针刺或者点穴。治疗部位有胫骨外侧髁的下缘、腓骨小头、昆仑穴、腓骨中上 1/3 交界处、腓骨中下 1/3 交界处、外踝前下方（丘墟穴）以及跟骨结节前缘，这就是这几个关键点。外踝前下方有足大趾短伸肌和足趾短伸肌，分别到足大趾及第 2～4 趾，这块肌肉很发达，只要一背伸脚趾头就会看到，能感觉到。